经筋疗法

《第三版》

黄艺 黄敬伟/著

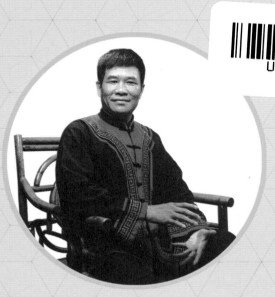

中国中医药出版社

·北京·

图书在版编目（CIP）数据

经筋疗法 / 黄艺，黄敬伟著 . — 3 版 . — 北京 ：中国中医药出

版社 ，2019.4（2024.6 重印）

ISBN 978−7−5132−5465−6

Ⅰ．①经… Ⅱ．①黄… ②黄… Ⅲ．①壮医−经筋−穴位疗法 Ⅳ．

① R291.8

中国版本图书馆 CIP 数据核字 (2018) 第 303425 号

中国中医药出版社出版

北京经济技术开发区科创十三街 31 号院二区 8 号楼

邮政编码　100176

传真　010−64405721

河北品睿印刷有限公司印刷

各地新华书店经销

开本　787×1092　1/16　印张 19　字数 275 千字

2019 年 4 月第 3 版　2024 年 6 月第 4 次印刷

书号　ISBN 978−7−5132−5465−6

定价　138.00 元

网址　www.cptcm.com

服 务 热 线　010−64405510

购 书 热 线　010−89535836

维 权 打 假　010−64405753

微信服务号　zgzyycbs

微商城网址　https://kdt.im/LIdUGr

官 方 微 博　http://e.weibo.com/cptcm

天猫旗舰店网址　https://zgzyycbs.tmall.com

如有印装质量问题请与本社出版部联系（010−64405510）

序 言

　　经筋之说，源于《黄帝内经》。根据《灵枢·经筋》的论述，十二经筋是附属于十二经脉的筋膜系统，它起于爪甲，结于四肢关节，终于头面，形成有规律的循行通路。经筋之病，主要表现为掣引、疼痛、转筋等临床症状，以及与12个月相对应的12种痹证。19年前，老朋友黄敬伟教授送给我一本在中国中医药出版社出版的新著——《经筋疗法》，我当时就觉得他对经筋学说的研究，已经进入临床实用阶段，如果在理论上进一步完善，很可能会形成一个新的临床学科。

　　令人高兴的是，最近我又看到了这部书的修订稿，是由黄敬伟教授和他的学术传承人黄艺合著。此书在《经筋疗法》的基础上，将中医的经筋理论与现代医学的解剖、生理、病理学理论尽可能地结合论述，使经筋疗法的确切临床疗效得到了更切实合理的解释；特别是吸收和融进了壮医民间经筋医术，如壮医推拿按摩，以及壮医捋筋疗法、擦筋疗法、抓筋疗法、舒筋疗法、拍打疗法、牵引疗法、足踩疗法等，使治疗经筋病的临床手段更加丰富。可以说，这是一本中西医和壮医相结合的专著，其临床价值自不待说，其所遵循的理念和方法是值得我辈同道学习和借鉴的。

　　黄敬伟教授早年毕业于广州中医学院（现广州中医药大学），长期从事中医、壮医临床工作，医学理论和临床功底深厚扎实。作为壮族医家，他以壮医药的发掘整理、研究提高和推广应用为己任，多年来不遗余力地努力工作，成绩斐然，是全国首批入选的20位名老民族医药专家（壮医药专家）之一。他的学术传承人儿子黄艺秉承父业，学有所成。

敬伟教授虽已作古，但其术业相传，后继有人，泉下自当欣慰。《经筋疗法》一书即将付梓，谨此为序。

黄汉儒

前 言

  传统民族医药学是我国各族人民在生产、生活实践中与疾病做斗争不断探索总结发展而来的一门学科，为中华民族的繁衍昌盛做出了贡献。在中华人民共和国成立之后，特别是改革开放以来，党中央、国务院高度重视传统民族医药的工作。1986年全国展开了民族医药工作普查，壮医经筋疗法随着普查工作被发掘而闻名。

  祖国的南疆有一颗璀璨的明珠——广西。广西沿海、沿边、沿江，是西南地区最便捷的出海通道。这里有山有水，山高林密，有许多名贵的药材，中草药资源丰富，居全国第二位。广西是壮、汉、苗、瑶、回、京、彝、水、仫佬、毛南、仡佬等十多个民族的世居地，其中人口最多的民族是壮族。这里人杰地灵，孕育出独特的壮族医技医术，在传统民族医药行业独树一帜。《素问·异法方宜论》："南方者，天地所长养，阳之所盛处也。其地下，水土弱，雾露之所聚也。其民嗜酸而食胕，故其民皆致理而赤色，其病挛痹，其治宜微针。故九针者，亦从南方来。"1976年贵县（现贵港市）罗泊湾汉墓出土了银针共3枚，针柄绞索状，据考证为壮族先民的针灸工具；1985年在武鸣县马头乡元龙坡西周古墓出土银针2枚，其中1枚出土时已残断，据考证为浅刺医疗针具。这些文物佐证了"九针自南方来"。

  壮医经筋疗法，属于实践经验总结的疗法。实践医疗的实践时间越长，其总结的实践医学成果就越丰实，就更能够经得起实践的重复检验。几千年来，壮族的医技医术能立足于世，并在当代受到国际社会的重视，证明了其实践的科学性与可靠性。

　　壮医经筋疗法，是发掘古典经筋学理论，结合壮族民间传统经筋医技医术获得的新型筋病疗法。该疗法填补了我国经筋疗法空白，据其所创立的"经筋"病灶查灶法应用于临床，首次在人体发现200多个功能特殊的经筋"筋结"病灶，并揭示出48种难治病的筋性致因的医学新课题，按此疗法医治120多种病的疗效显著，对痹痛证、神经衰弱、慢性疲劳综合征、儿童智力障碍等具有特殊疗效。历代传承者在研究经筋病症的病理机制时，充分研究经筋循行形成的线路机制思想，充分吸取了古人关于机体"气街"节段调控，"节交会"级次微调，"四维相代"哲理，以及传统医药的腹针法，结合现代医学和边缘科学原理做理论与实践考究，获得理论切合实际的解答。

　　经筋疗法通过手势手法、针刺法松解人体的肌筋，消融机体的"筋结病灶"，利于肌筋本身，利于神经、血管病变的修复和再生。经筋疗法"解结""消灶"的作用，是活血化瘀、祛腐生新的过程，"经筋查灶，经筋固灶，经筋消灶，多维解锁"的诊疗法则是壮医经筋疗法所独有。经筋疗法在研究经络联属成分方面有突出贡献，开创了我国从筋辨证论治新方法，是一份宝贵的医学文化遗产，是人类所共有的医学技术，为人类所共享。弘扬传统民族文化，传承壮医经筋疗法，时不我待。

　　因编写时间紧迫，书中如有不足之处，恳请专家及读者提出宝贵的意见和建议，以便进一步完善。

黄　艺

2018年3月

| 目 录 |

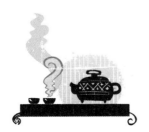

上篇　经筋疗法史源

上篇

经筋疗法史源

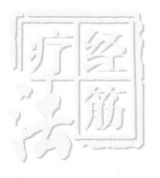

第一章
经筋疗法史源与目前状况概述

第一节 壮族历史和人口情况

壮族,中国人口最多的少数民族。据2000年普查,壮族有1617万人,其中90%分布于广西壮族自治区。他们长期生息劳作于我国南方的岭南一带,是地道的土著民族。

壮族历史悠久。中国科学工作者1956年在广西大新县榄圩区那屯村的牛睡山黑洞中,发现3枚巨猿牙齿。同年秋,在广西柳城县凤山区新社冲村的一个山洞里,又发现了3个巨猿下颌骨和1000多颗巨猿牙齿及大量哺乳动物化石。经科学家鉴定,确认柳城县的地层时代为更新世的早期,确认广西发现的巨猿牙齿及下颌骨,介于人类与猿类之间。这说明广西地区早在猿类与人类的过渡时期,已经有壮族先民居住,并从事着生息劳作活动。

第二节 壮族地区药材和民间防治疾病简介

壮族地区,气候温和,雨量充沛,丘陵延绵,山清水秀,适宜于多种动植物生长繁殖。地处宁明县与崇左市的花山自然保护区,天然植物数千种,其中有20多种是世界稀少植物。花山自然保护区内的茂密丛林,栖息着世界独有的200多只白头乌猿。长期以来，广西壮族自治区内盛产的玉桂、龙眼肉、罗汉果、三七、蛤蚧、蛇类等贵重中药材，通过广州港口，远销世界各国。壮族聚居的德保、靖西、宁明等县市，每逢圩天及节日，壮族人民都把当地盛产的壮药进行出售并举办防治疾病的经验交流活动。交流人群络绎不绝，热闹非凡，体现出壮族群众具有防病治病的浓厚意识。从远古到先秦时期为壮医药的起源阶段，它起源于壮族先民的生产生活实践，是壮族先民与疾病做斗争的经验总结。

第三节　壮族医学同中医学融合互补简介

1. 花山岩壁画，显示了壮族医学的历史　据历史的遗址及相关史学记载，广西壮族先民的文学艺术、科技及医药起源很早。例如，地处壮族聚居的宁明县及崇左市区间的花山自然保护区内，有一座闻名中外的花山岩壁画。岩壁高达100多米，宽80多米。岩壁南面，绘制有数千幅大小不等、形态各异、姿势壮观、表情丰富的古代壮族先民从事集群练功的"易筋图"。据考证，花山岩壁画是春秋战国至秦汉时期的壮族艺术作品，不仅在国内岩壁画中首屈一指，就是在世界的岩画艺术之中，也堪称一绝。花山岩壁画的图像显示，壮族先民当时对人体学及人体解剖结构有相当深厚的认识。据了解，中国第一幅人体解剖图为《欧希范五脏图》。1045年（宋庆历五年），在环洲（在今环江毛南族自治县）举反宋旗帜的欧希范及其部属243人被俘，后全部被杀害于宜州西门外，其中56人被剖腹。州吏吴简命医生与画工对尸体的喉咙、胸腹腔、脏腑进行了详细观察比较，绘制成图谱，即《欧希范五脏图》，这就是中国医学史上第一幅实绘的人体解剖图。这幅解剖图为壮民族医药、针灸治病手段奠定了坚实的基础（图1-1）。

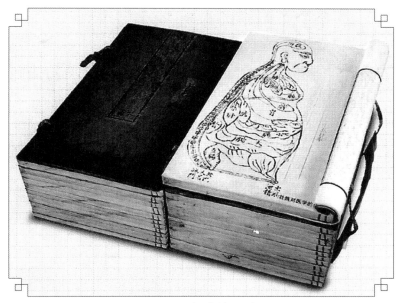

图1-1　欧希范五脏图

2. 有证据说明壮族医学与《黄帝内经》成书处于同一年代　《素问·异法方宜论》载："南方者，天地所长养，阳之所盛处也，其地下，水土弱，雾露之所聚也。其民嗜酸而食胕，故其民皆致理而赤色，其病挛痹，其治宜微针。故九针者，亦从南方来。"

迄今为止，我国出土的金属医用针具，只有广西武鸣县马头乡出土的青铜针（2枚），广西贵县（贵港市）罗泊弯汉墓出土的银针（3枚），在桂林甑皮岩洞穴出土骨针（2枚）。广西出土的针具及《黄帝内经》载文说明，壮族医学，不仅同中医的起源处于同一历史年代，而且标志着壮医理论初步形成，并为壮医药进一步发展奠定了基础。（图1-2～图1-6）

（1）唐代以来，壮族只有语言而缺少文字，壮医的教育和传授方式，一直以来主要依靠口耳相传，手把手教，加之历史因素，没有好的传承人和高徒，使一些绝招医技、验方秘方濒临失传。

（2）由于壮族缺少文字，历史上，早就学习汉字，既易于将汉族的医学知识加以吸收，又能将壮族自己的医学经验用汉字记录。

第四节　壮医药学的基础理论简介

一、壮医天人自然观

1. 壮医"文本同赛"（天人自然观）的概念　天人自然观是"天""人""自然"三方面的合成。壮医天人自然观，就是壮医对人与自然关系的认识。"天"和"人"是中国传统哲学出现最早而又历时最久的一对哲学范畴，包含了多种复杂的含义。不同学派对"天""人"关系有不同的认识。壮医天人自然观中的"天人合一"和"三才理论"，强调阴阳为本和天、地、人三气同步。

2. "嗯估国"（阴阳为本）的概念　阴阳是对事物及事物属性的归类。天地万物，可分为阴阳。如：天为阳，地为阴；白天为阳，黑夜为阴；火为阳，水为阴。在人体，可分阴阳，如：背为阳，腹为阴；腑为阳，脏为阴；外为阳，内为阴。壮医认为，大自然的一切变化都是阴阳变化的结果，人体一切生理病理变化、疾病转归都是阴阳变化的结果。

据专家考证，由于壮族先民所处的特殊地域环境，虽然年平均气温较高，但四季仍较分明。日月穿梭，昼夜更替，寒暑消长，冬去春来，事物两分的性质十分明显。于是壮族先民很早就有了阴阳的概念，加上受中原汉文化影响，壮族先民在生产生活中广泛使用阴阳解释天人关系，说明人体生理病理变化。明代《广西通志》就说壮族民间"笃信阴阳"。

3. "嗯估国"（阴阳为本）的基本内涵

（1）天地万物的变化，都由阴阳运动变化引起，阴阳运动变化是天地万物变化的源泉。

（2）阴阳对立、阴阳互存、阴阳消长、阴阳平衡、阴阳转化是阴阳运动变化的基本形式。阴阳总是相互对立，相互依存，处在阴消阳长、阳消阴长的运动变化中。在一定条件下，阴阳可以相互转化，阴转化为阳，阳转化为阴。阴阳总是处在运动变化之中，即便阴阳平衡，也是相对的。

4."嗯估国"（阴阳为本）的应用

（1）说明人体生理：认为人体在生理状态下，健康是人体内部阴阳协调，人与自然保持协调的结果。

（2）说明人体病理：认为人体在病理状态下，疾病的发生是由于人体内部阴阳协调被打破，人与自然不能保持协调的结果。

（3）对病症归类：壮医把证候分为阴证和阳证。如已故著名壮医罗家安把痧病分为阴盛阳衰、阳盛阴衰、阴盛阳盛几类。

（4）确立治则：调整阴阳是壮医治则之一。

5."珊嘿峒赛"（三气同步）的基本概念 "三气"指"天""地""人"三气，"同步"指保持协调平衡。三气同步，即三者协调平衡的状态。壮医三气同步概念最早由老壮医覃保霖先生总结出来，经对民间壮医实地调查，证实确有此说，它是根据壮语"人不得逆天地"或"人必须顺天地"意译而来。

6."珊嘿峒赛"（三气同步）的基本内涵

（1）人禀天地之气而生，为万物之灵。

（2）人的生命周期受天地之气的涵养与制约，人气与天地气相通。

（3）人要适应天地之气的变化，不能适应就会受到伤害或生病。

（4）人本身也是一个小天地，也可以分为"天""地""人"三部，上部为"天"（壮医称为"巧"）包括外延，中部为"人"（壮语称为"廊"），下部为"地"（状语称为"胴"）包括内景。人体三部也要保持同步运行，制约化生，才能生生不息，总体上说，天气主降，地气主升，人气主和。升降适宜，中和涵养，则气血调和，阴阳平衡，脏腑自安，并能适应宇宙的变化。

（5）人体结构与功能的统一，先天与后天之气的协调，使人体具有一定的适应与防卫能力，从而达到"天""地""人"三气同步的健康境界。

7.“珊嘿垌赛”（三气同步）的应用

（1）说明人体生理：认为健康是人与天地保持同步，人体内部各部保持同步的结果。

（2）说明人体病理：认为疾病的发生是三气同步被打破，三气不同步的结果。

（3）指导疾病治疗：认为一切疾病的治疗，归根结底，就是为了恢复“天”“地”“人”三气的同步平衡，如果“天”“地”“人”三气的同步平衡不能恢复，人就会死亡。

二、壮医学的生理病理观

1. 壮医对脏腑、气血、骨肉的认识　脏腑、气血、骨肉，壮医称“胴细、嘿勒、夺诺”。壮医认为，脏腑、气血、骨肉是构成人体的物质基础。

（1）脏腑：位于颅内、胸腔、腹腔内相对独立的实体称脏腑。壮医没有很明确的“脏”“腑”区分概念。颅内容物壮语称为“坞”，含有统筹、思考和主宰精神活动的意思，如出现精神症状，壮医称为“巧坞乱”或“坞乱”，即总指挥紊乱之意。心脏，壮语称为“咪心头”，有脏腑之首之意。肺，壮语称为“咪钵”，肝，壮语称为“咪叠”，胆，壮语称为“咪背”，肾为“咪腰”，胰为“咪曼”，脾为“咪隆”（意为被遗忘的器官），胃为“咪胴”，肠为“咪虽”，膀胱为“咪小肚”，妇女胞宫为“咪花肠”。这些脏腑各有自己的功能，共同维持人体的生理状态，但壮医没有什么表里之分，也没有相互络属关系及五行配五脏理论。当内脏实体受损或由于其他原因引起功能失调时，就会引起疾病，但疾病传变没有必然的生克传变模式。

（2）气血：壮医称气为“嘘”，指人体之气，认为气是功能，是动力，是生命活力的表现。气虽然看不到，但可以感觉得到，活人一呼一吸，进出都是气，有气无气是生死界限之一。由于气对人体极为重要，调气成为壮医治疗疾病的重要原则之一。

壮医称血为"勒"，认为血是营养全身脏腑骨肉、四肢百骸的重要物质，血得天地之气而生，赖天地之气而行。血的颜色、质量和数量均有一定常度。血的变化可以反映人体很多生理病理变化，查验血液颜色和黏稠度的变化是一些老壮医判断疾病性质和预后的重要依据。刺血、放血、补血是壮医治疗疾病的重要方法。

（3）骨肉：壮医称骨为"夺"，肉为"诺"，认为骨肉构成人体框架和外形，是人体运动器官，保护内脏器官不受伤害，人体的重要通道，如谷道、气道、水道及龙路、火路等运行于其内，骨肉损伤，可导致人体重要通道的损伤而引发其他疾病。

2. 壮医对谷道、水道、气道的认识

（1）谷道：壮医把食物进入体内得以消化吸收的通道称为"谷道"，壮语称为"条根埃"。主要指食管和胃肠，化生的枢纽脏腑在肝、胆、胰，主要功能为消化吸收食物。壮族是典型的稻耕民族，是最早种植水稻的民族之一，通过长期的实践认识到五谷禀天地之气以生长，赖天地之气以收藏，得天地之气以养人体，因而把具有消化吸收功能的通道称为谷道。

（2）水道：水为生命之源，壮医把人体水液运行的通道称为"水道"，壮语称"条啰林"。水道与谷道同源而分流，人体在吸收水谷精微物质之后，从谷道排出粪便，从水道排出尿液，水道的调节枢纽在肾与膀胱。

（3）气道：壮医把人体与大自然之气互相交换的通道称为"气道"，壮语称"条啰嘿"。气道进出于口鼻，交换的枢纽在肺。

"三道理论"是壮医理论的核心之一。三道重在通，调节有度，人与天地就能保持同步平衡，人就能保持健康状态，若三道不通或调节失度，"天""地""人"三气不能同步，就会发生疾病。

3. 壮医对龙路、火路的认识　龙路、火路是壮医对人体内部虽未直接与大自然相通，但对维持人体生机和反映疾病动态有着极为重要作用的两条密闭通路的命名。壮医称龙路为"啰隆"，火路为"啰啡"。壮族传统认为，龙是制水的，龙路在人体内即是血液传输的通路（部分壮族又称之为血脉、龙脉），其主要功能是为人体内各脏腑骨肉输送营养。龙路有干线，网络遍布全身，其中枢在心脏。火为触发之物，其性迅疾（火速之谓），感之灼热。壮医认为，人之所以能感知天地之变化，主要为火路之功能，火路为人体内传感之道，用现代语言来说为"信息通道"，其中枢在"巧坞"（大脑）。火路同龙路一样，有干线与网络遍布全身，使正常人在极短时间内，能感知外界的各种信息和刺激，并经中枢"巧坞"的处理，迅速做出反应，从而使人体适应外界的各种变化，保持"天""地""人"三气同步的平衡。若火路不通，则人体失去对外界信息反应、判断和适应能力，导致疾病甚则死亡。

4. **壮医对生殖功能的认识** 壮医认为，人的生殖功能，由天地阴阳之气交感而产生。男精为阳精，女精为阴精，男精产生于"咪麻"（睾丸），女精产生于"咪花肠"。人体顺应着生长壮老的自然规律，到一定年龄就会有生殖能力，两精相"搏"，形成胚胎，然后胚胎在胞宫内发育成人。一个人的生命有限，但整个人类的生命却随着岁月而代代延续，故人类能与天地并存并保持"三气同步"。

5. **壮医对精神活动的认识** 壮医把大脑称为"巧坞"，认为"巧坞"在上属于天，位高权重，全身的脏腑、骨肉、气血、三道两路，尤其是精神情志及语言、思考功能，皆为"巧坞"所主，为"巧坞"所指挥，巧坞是人体名副其实的总指挥部，"巧坞"乱或"巧坞"坏，就会指挥失灵，导致脏腑功能失调，三气不能同步，引发疾病甚则死亡。

三、壮医学的病因病机论

壮医的病因病机论，是壮医对疾病发生的原因、机制的认识，概括起来，有以下几点。

1. **壮医对毒的认识** "毒"是壮医对能引发疾病的物质的统称。广西壮族自治区位于亚热带，山林茂密，气候湿热，动植物腐败产生各种毒物而引发瘴疾。山间野生的动植物和其他毒物甚多，如毒草、毒树、毒虫、毒蛇、毒水、毒矿物等。唐代陈藏器《本草拾遗》就说："岭南多毒物，亦多解物，岂天资乎？"由于毒物多，中毒也多，使壮族先民对中毒有特别深切的感受，并总结了丰富的救治中毒的方法。壮医把凡是能够对人体造成伤害的致病因素称为"毒"。"毒"的种类多种多样，有的毒性猛烈，有的则是缓缓起毒性作用，有的为有形之毒，有的为无形之毒，有的损伤皮肉，有的伤害脏腑和体内重要通道。毒邪侵入人体，其是否致病取决于两个方面，一是毒邪的大小，二是人体正气之强弱。毒之致病，主要是因为毒力太强，或正气太弱，正邪相争，正不胜邪，致"天""地""人"三气不同步而致病。某些毒邪直接滞留于人体"三道""两路"内而致病。毒邪致病由于各种毒的性质不同，侵犯的主要部位有别，作用的机制各异，同时由于人体对毒的抗争程度不同，在临床上可表现出各种不同的症状和体征。但一般而言，毒病在临床上主要表现为红肿热痛、溃烂、肿瘤、疮、黄疸、血液病等急性炎症和器官组织的器质性病变及同时出现的功能改变等，需根据不同的毒邪及致病特点详细辨之。

2. 痧毒　壮医认为，痧毒为痧病的主要病因。痧又名发痧、痧气、痧麻。一年四季均可发生，以夏秋季节多见。多由体弱气虚者，外感痧毒、热毒、暑毒等，或饮食不节，内伤谷道，发而为痧。痧病治疗不当，每易变生他病，故民间壮医有"万病从痧起"之说。该病以全身胀累、头晕脑涨、胸腹烦闷、恶心、倦怠无力、胸背部透发痧点，甚至昏迷、四肢厥冷，或吐或泻，或寒或热，或胀或痛，或唇甲青紫为主要表现。目诊可见"勒答"脉络较红、散乱，甲诊可见甲红紫。民间壮医对痧症的分类十分繁杂，达上百种之多，涉及内、外、妇、儿各科。如按发病缓急分，可分为轻痧麻和重痧麻；按其兼症分，有哑巴痧、绞肠痧、痧麻夹色、标蛇痧等；按其性质分有寒痧、热痧、暑痧、风痧、阴痧等。但临床上，习惯只分热痧、寒痧、蚂蟥痧、红毛痧、标蛇痧等，各型痧症的治疗基本相同或相似。

3. 瘴毒　壮医认为，瘴毒为瘴病的主要病因，瘴是指由于感受"瘴毒"而发的一种疾病，统称为瘴气，为古代岭南地区的常见病和多发病。据有关资料显示，至少在汉代，壮族先民即对瘴有了初步的认识。瘴，壮族民间又称

"鸡鬼""闷头拜"，即疟疾。以间歇性寒战发冷、高热、出汗为特征。有间日发冷、三日发冷和天天发冷几种。表现为寒冷发抖，10分钟至1小时后发热、头痛、口渴，持续4~8小时后，全身出汗，体温下降，疲惫不堪，昏昏欲睡。本病恶性发作者，出现头剧痛、昏迷、抽筋、精神失常、胡言乱语等，可危及生命。该病迁延日久，可出现积聚肿块。宋·周去非的《岭外代答》将疟疾分为冷瘴、热瘴、哑瘴，并归纳其症状为："轻者寒热往来，谓之冷瘴；重者纯热无寒，更重者蕴热沈沈，无昼无夜，如卧灰火，谓之热瘴；重者，一病则失音，莫知所以然，谓之哑瘴。"并进一步指出其预后："冷瘴未必死，哑瘴治得其道，间亦可生。"宋·范成大的《桂海虞衡志》将瘴疾分为青草瘴、黄梅瘴、新禾瘴、黄茅瘴等。《桂海虞衡志》载："邕州两江，水土尤恶，一岁无时无瘴，春曰青草瘴，夏曰黄梅瘴，六七月曰新禾瘴，八九月曰黄茅瘴，土人以黄茅瘴为尤毒。"瘴在现代已少见，但某些疾病，只要表现为瘴的特征，仍可按瘴进行辨治。

4. 蛊毒 何谓蛊毒？要给蛊下一个完整、准确的定义，不是一件容易的事情。因为对于蛊，以前是当作一种陋俗怪习、奇闻逸事来看待，属于神秘文化的范畴。有学者经考证认为，蛊是一种古代传承下来的既神秘又令人恐怖的黑色巫术（或称邪术），它以有毒的动植物或其他媒介来作祟，妄称用超自然力直接施放于人或动物，能迷惑人或动物的灵魂，使之引起心理或者生理上的变化，轻则患病，危害健康，重者会导致死亡。它体现了与人类控制力密切相关的某种行为和信仰。从这方面来说，蛊是一种文化现象，一种有着深远历史并现实存在着的文化现象。从医学内涵上来看，蛊事实上是一类毒素，其轻则使人生病，引起患者心理或生理上的变化，重者致人死亡。壮乡素有"蛊毒之乡"的称号。宋·周去非《岭外代答》就记载："广西蛊毒有两种，有急杀人者，有慢杀人者，急者顷刻死，慢者半年死。"直到现在，壮族部分边远的地方还有蛊毒存在，且往往与巫术联系在一起。在广西北壮地区，把蛊称作"发"和"弄"，南壮地区则称为"噩害（五害）"和"闷"。蛊毒伤人，其症状复杂，变化不一，病情一般较重，根据有关文献，其症状概括起来有"或咽喉肿痛，不能吞食，或面目青黄，日渐羸瘠，或胸有渍物，咳嗽时作，或胸腹胀鼓，肢体麻木""或痛苦不堪，或形神萧索，或风鸣于皮膏，或气胀于胸膛"。有些则是"身体发冷发热，手脚烦痛，吐逆无时，小便黄赤，腹胀闷，胸中痛"，甚至"绞肠吐逆，十指皆黑，口水不沉，嚼豆不腥，含矾不苦"，"令人心腹绞痛，面目青黄，吐水而脉沉"，还有诸如"头痛、腹泻、手软、背痛，日久又可全身浮肿"，"日渐瘦弱枯干，目复可变瞎。"。甚至"顷刻死"，"口吐秽血而死"。从上述文献记载来看，蛊毒之症状，亦可见于一些危急病症，如急、慢性血吸虫病、重症肝炎、肝硬化、重症菌痢，食物、药物、毒物中毒等。总之，蛊毒是一种毒物，是由各种动物躯体、植物药草、毒汁及一些不知名的矿物等混合而成，其本身含有毒，如蝎子毒液和蜈蚣毒液等，这些毒素一经侵入人体，即可使龙路、火路及三道受到伤害，天、地、人同步平衡失调，从而出现中毒症状。

5. 风毒　壮医认为，风毒为主要的致病因素之一。风毒包括的疾病非常广泛，民间有36种风和72种风之分。如在民间搜集的壮医手抄本《此风三十六样烧图》中举例了中风、肚痛风、急惊风、哎迷风、撒手风、鲫鱼风、马蹄风、慢惊风、天吊风、看地风、弯弓风、蛇风、夜啼风、乌缩风、蚂蟥痧风、疳风、上吐下泻风等。风毒所致病症以抽搐、昏迷为主，由于风毒闭阻龙路、火路，可出现发热、头痛、汗出恶风、咳嗽、鼻塞、流鼻涕，或肢体麻木、强直、痉挛、四肢抽搐、角弓反张、皮肤瘙痒、目诊见脉络散乱等。民间壮医根据风毒治病的不同临床表现进行分类。如按病者抽搐姿势不同分为鸡爪风、撒手风、看地风、弯弓风、地倒风等；按兼症不同分为水泻风、黑沙风、肝痛风、夜啼风、呃逆风、肝胀风、潮热风、昏迷风、发冷风、迷魂风等；按发病时的声音不同分为羊风、马风、鹦鹉风、猪母风等；以动物命名的有老鸦风、蛇风、鹊惊风、羊痫风、癫猪风、路鸟子邪风、鱼口风、马蹄风、鲫鱼风、螺蛳风等。此外还有寒风、五鬼风、散惊风、乌缩风、虎口风、内吊风、天吊风、缩沙风等。

6. 湿毒　壮医认为，湿毒为主要的致病因素之一。这与壮族所处的地理气候特点有关。《素问·异法方宜论》明确指出："南方者，天地所长养，阳之盛处也，雾露之所聚也。"明代《广西通志》说："岭南歪曲，瘴疠熏蒸，北方戍人，往者九死一生……今闻发北兵逾万人戍岭外，下湿上蒸，病死必多。""盖以其地炎懊、卑湿，瘴疠特甚，中原士卒，不服水土，不带戈矛之及矣。"壮族聚居区地处亚热带，气候炎热，阴湿多雨，故壮医认为，很多疾病皆与湿毒有关，不是没有道理的。湿毒致病，若滞留于肢体骨肉，可见肢节疼痛，头身困重，倦怠，关节酸痛重着，头重如蒙。若湿毒滞留于三道可见食少、胸闷腹胀、泛恶呕吐、黄疸、水肿、腹泻、痢疾、小便清长，目诊"勒答"脉络混浊等。

7. **蛇毒** 由于气候环境的原因，壮族地区很多毒蛇，被毒蛇咬伤的事情时常发生，因而壮族先民积累了丰富的救治毒蛇咬伤的经验。如明代《广西通志》说："岭南不惟烟雾郁蒸，亦多毒蛇猛兽……又有人被蝮蛇咬，遍身肿烈，口吐黄水，良久闷绝，有一道人以新汲水调香白芷末二钱，灌之立苏，再服即愈。道人云：'此合用麦门冬汤，今仓卒以水代之，亦效。'又有被蛇伤而垂困者，一僧以五灵脂一两，雄黄半两，为末，酒下一钱即愈。"民国《宾阳县志》记载："毒蛇及花蜘蛛咬伤方：用乌臼树去皮，括取木身之液汁，频涂之，忌落生水，三日即愈，若被青竹蛇咬，则用火篱芽槌烂，敷之立愈。"除此外，壮族民间还有很多救治毒蛇咬伤的验方和方法。

8. **食物毒** 食物毒指进入谷道，引起人体中毒的毒素，种类不一，可引起各种中毒症状。壮族先民对救治食物中毒积累有丰富的经验，历代地方志都有记载。例如饮用不卫生的水中毒的记载，《永淳志》云："南宁浔州一带，江水从交址诸山流出，春夏大雨时，行山见孔雀巨蟒及各毒物涎沫积粪冲入于江，水色时红时碧，腥秽不可近，中毒轻者泄泻胀闷，重者辄死，宜以矾澄之，以贯众镇缸，庶可饮，然不若汲井水饮之。"治钩吻中毒，怀集县志载：《岭南卫生方》云："中钩吻毒，即时取鸡卵抱未成雏者，研烂和麻油灌之，吐出毒物乃生，稍迟即死。"治苦满药、熊胆叶二毒，仅传用羊血，未闻别有治法，凡一切毒草，另有疗治良方，愿博雅君子补而辑之。《民国怀集县志》

载："治三跳藤毒，用蚺蛇胆。治羊角纽毒，用羊血或蚺蛇胆亦治。"陈藏器曰："蕹菜汁解野葛毒，取汁滴其苗，即萎死，南人先食蕹菜，后食野葛，相伏无苦，魏武帝野葛至此，盖先食此菜也。"

9. 壮医对虚的认识　壮医认为，除毒邪外，"虚"是人体发生疾病的主要原因之一。虚即正气虚，壮医分为气虚、血虚、阴虚、阳虚。虚既是病因，也是疾病的表现。人因虚而生病，因病而成虚。虚本身可表现为软弱无力，神色疲劳，形体消瘦，声低息微等临床症状甚至衰竭死亡。而且因为虚，体内的运化能力和防卫相应减弱，特别容易招致外界邪毒的侵袭，出现毒虚并存的复杂症状。虚的原因，壮医认为有两个方面，一为先天禀赋不足，父母羸弱，孕期营养不良或早产等。二为后天过度劳作，或与邪毒抗争，正气消耗过多，得不到应有的补充；或人体本身运化失常，摄入不足而致虚。

（1）气虚：壮医认为，气为"气道"所主，具有推动、温煦、防御、固摄、气化作用，气虚可表现为上述功能的不足，出现相应的症状。如：生长发育迟缓，或出现早衰，血的生化不足而血亏，水液排泄不畅，气的温煦作用失常，出现体温低下、畏寒肢冷，血、水运行迟缓等寒性变化，容易生病，或患了病缠绵难愈，固摄作用失常而出现各种出血、自汗、多尿、小便失禁、久泻滑脱等病症。气化作用失常而出现各种代谢失常的病变。

（2）血虚：壮医认为，血为龙路所主，主要具有营养和滋润作用，是营养全身脏腑骨肉、四肢百骸的极为重要的物质，又是神志活动的物质基础。血虚则机体枯衰，表现为机体营养不足的症状，如面色不华，目诊睑结膜淡红、头晕、形体枯槁等。

（3）阴虚：指人体阴气虚衰，无力制阳，致阳气相对偏亢的状况，临床上可见潮热盗汗、五心烦热、口干舌燥、舌红少津、脉细数等虚热证。

（4）阳虚：指人体阳气虚衰，无力制阴，致阴气相对偏亢的状况，临床上可见面色苍白、畏寒肢冷、神疲倦怠、自汗、脉微等虚寒证。

10. 毒虚致病论　壮医认为，毒和虚是导致疾病发生的主要原因，毒和虚使人失去常度而表现为病态，如果这种病态得到适当的治疗，或人的自我防卫、自我修复能力能够战胜邪毒，则人体常度逐步恢复，疾病趋于好转而痊愈，否则，终因三气不能同步，导致人体气脱、气竭而死亡。

四、壮医学的治疗原则

治疗原则为治疗疾病的总则，通过各种治法、药物作用于人体，调节三道、两路气机，恢复"天""地""人"的同步平衡，达到治疗目的。

1. 调气　即通过各种具体的治疗方法，如经筋手势理筋、针刺、针挑、药线灸、拔罐、引舞、药物等，调节、激发或通畅人体之气，主要用于治疗气滞、气虚等病。

2. 解毒　即通过药物及其他疗法驱除毒邪，以达到治疗目的，主要用于毒病，如红肿热痛、溃烂、肿瘤、疮疖、黄疸、血液病、各种中毒的治疗。

3. 补虚　即用有滋补作用的食物、药物或其他疗法，治疗虚弱性疾病，以达到补虚的目的，壮医补虚，重视食疗和动物药疗。

五、壮医学对疾病的预防

1. 未病先防的概念　未病先防，就是在疾病未发生之前，做好各项预防工作，防止疾病的发生。

2. 防病措施　壮医防病措施较多，如晨间瘴气雾露弥漫，外出赶路，口含生姜以辟秽；夏六月，多雨多热，湿热交蒸，对山溪峒水，必先用白矾过滤再饮用。年老体弱者，常以辟秽解毒或舒筋活络之品垫席而睡。体弱多病之儿童，常佩挂芳香解毒之物。另外，就是注意饮食起居，加强锻炼，舒畅情志，调养正气以防病。

3. 既病防变的概念　即如果生了疾病，应争取早期诊断，早期治疗，采取有效的措施，防止疾病的传变与发展。

4. 防止疾病传变措施　对传染病，应及时采取隔离措施，防止疾病的传染。壮族地区往往在疫病流行时，各村间暂不交往，或外出归家后，先用壮药汤洗浴，以辟秽解毒。对非传染性疾病，首先采用目诊等进行早期诊断，然后采用各种壮医方法、壮药进行早期治疗，以防止疾病的传变。

壮医天人自然观理论（"文本同赛"）、三道两路理论（"珊嘿峒赛"）、阴阳为本概念（"嗯估国"）等以及壮族民间的丰富医疗实践经验，都以汉字记录。因此，壮医与中医的交流与互相渗融结合的年代较早。简而言之，壮族医学，是中国传统医学的重要组成部分，壮医学具有壮族民族医术与中医优势互补的特点。

第五节　壮族传统经筋医术简介

20世纪80年代，广西壮族自治区对全区的民族医药进行全面普查及收集整理工作。将收集到的壮族医药丰富内容整理成壮族医药体系。陆续出版了《壮医药线点灸疗法》《民族医药验方汇编》《壮族医学史》《中国壮医学》《壮医目诊法》《壮族甲诊学》等，这些著作的出版，显示了壮族医药学内容丰富，是我国传统医药学中的重要组成部分。值得提到的是，壮族民间的经筋医术，内容丰富，别具一格。它是壮族医学的重要组成部分，风格独特，流传广泛，疗效显著，深受壮族群众喜爱，对解除壮族人群疾苦，促进壮族人群健康发挥了巨大作用。壮族经筋医术是流传于壮族民间的壮医非药物疗法，项目很多。这些常用的疗法有：捏痧疗法、刮痧疗法、绞痧疗法、挑治疗法、割治疗法、角疗法、竹筒温热角疗法、药线点灸疗法、艾绒灸疗法、灯心草灸疗法、按摩疗法、捋筋疗法、揉筋疗法、抓筋疗法、舒筋疗法、叩击疗法、拍打疗法、转扳疗法、牵引疗法、足踩疗法、反搏灌浆疗法、病灶刺治疗法、灶中灶针刺疗法、局部多针疗法、移行点刺疗法、陶针疗法、节治疗法、放血疗法、热烫疗法、壮药浴疗法、坐浴疗法等。

壮医经筋医术，无论是单项治疗或是联合施治，都充分显示着其独特的疗法特色。例如，壮族民间的捏痧疗法是壮族家喻户晓的一种医疗手段，男女老少都掌握了这种医术，一人有病，多人协助，一家有病，全村助诊。捏痧疗法具有舒筋活络，清热解毒，消灶解结，提高人体免疫力的作用，经治后，患者全身皮肉筋脉全面疏通，机体迅速获得康复。又如壮医经筋医术提倡的病灶刺治疗法及病灶"灶中灶"的针刺疗法。它是根据壮族群众长期治病实践经验所总结而获得的医疗方法。这种医疗方法能有效查明体内发生病变的肌筋，对于存在着"聚结"的"筋结"病灶，施予针术，直达病所，具有立竿见影的医疗效果，患者所患的痛证，甚至是多年的顽症痼疾，经治后，都能迎刃而解。

第六节 经筋疗法的发展和未来

1. 经筋疗法具有深远的历史渊源及广泛的群众基础 经筋疗法，属于壮族医药学体系中的非药物疗法。是壮族人民长期向疾病做斗争的实践经验总结。它在我国传统医学体系的非药物疗法体系当中，具有特殊地位。这是由于下列基本因素及基本条件所构成：① 壮族是我国人口最多的少数民族，但历史上缺少自己的文字，以汉文加以应用，客观上使它成为较早地融入华夏大家庭的一员，并与国内各民族及国外密切交往。因此，壮族医学除了本民族自身保存及发展的医学内涵之外，历史上，已经形成与国内外各民族的医学互相交流与互相渗融的格局。② 从壮乡历史遗址花山岩画绘制的壮族先民集群从事"易筋"练功的画面中，说明壮族先民对人体及生理功能，尤其是对人体经筋组织功能，已经具有认识，并把它运用到生活实践，积累了不少应用经验。③ 从壮乡出土古代非药物疗法的医用工具文物，如骨针、青铜针、银针等，说明壮族运用医疗工具从事治病的起源很早，并有所创造。④ 壮族民间广泛流传着30多种非药物治病医术及医疗方法，说明壮医经筋疗法的普及面非常广泛，并受到壮族群众的喜爱，具有广泛的群众基础。

2. 广西进行全区少数民族医药普查收集整理工作，对经筋疗法做出肯定

（1）1985年7月，广西壮族自治区对全区少数民族医药进行了一次普查收集整理工作。这次活动不仅全面收集到壮医、壮药的丰富内容，同时全面收集到壮族民间经筋疗法的丰富内容。例如，壮医手抄本《童人仔灸疗图》《此风三十六样烧图》《壮医针方图解》；壮医刮痧板、壮医角质治疗用具、壮医竹罐的热疗拔罐、壮医药锤等。壮族民间保存与传抄的书籍及保存的医用用具，印证了壮族群众从事经筋医疗治病活动非常活跃。它有利于壮族经筋医疗的发展，并向成熟发展过渡。

（2）壮医名老专家黄敬伟先生，在研究经络联属成分方面具有突出贡献，开创了我国经筋辨证论治新方法，是走在发展经筋疗法前列的名老壮医。广西全区进行少数民族医药普查工作之前及之后，广西的不少民族医药工作者，都把发掘与弘扬民族医药学及中国传统医药学作为自己的天职。名老壮医黄敬伟先生，在参与收集、整理与弘扬经筋疗法方面最为活跃。他身先士卒，不仅参与了全区的普查工作，而且在收集丰富的壮族民间经筋医术资料基础上，将经筋疗法的医术精华与自己多年的临床经验相结合，并融合古代中医《经筋学说》经典理论，从20世纪70年代初开始，着手选编经筋疗法专著及丛书。于1996年7月，主编《经筋疗法》一书，由中国中医药出版社正式出版发行。该书填补了我国经筋疗法的空白，将壮族经筋医术与中医经典理论优势渗融互补。黄敬伟先生在国内外享有"施筋之王""非药治病胜药治"的社会声誉。2016年，即《经筋疗法》专著出版后的20年，经筋嫡传人黄艺秉承先父遗愿，结合自己随父30多年临床实践经验，提炼经筋疗法理论，完成了6个医疗环节：① 人体经筋结构；② 经筋生理功能；③ 经筋病因病理；④ 经筋病症表现；⑤ 经筋诊治法则；⑥ 经筋施治手段。重著《经筋疗法》，交由中国中医药出版社出版。该书在原《经筋疗法》基础上补充了经筋疗法大量的临床实践新内容，著写了经筋辨证法，使经筋疗法逐渐走向成熟阶段。

（3）经筋疗法诊疗技术集中体现了壮族非药物疗法医术特点。黄氏父子系统性发掘古代中医经筋疗法，结合壮医经筋医疗实践，成为了壮族医术

同中医经典理论优势渗融互补的典范。在中国传统医学发展的轨道上，提出了从"筋"辨证论治这一新方法。从继承与弘扬中国传统中医药学的整体观念及大方向的视角，来看待壮医经筋疗法及其与古代中医经典理论的融合课题，它已经成为壮医与中医融合、中医与西医结合的必然发展趋势，并在这种发展趋势的形势需求之中，走在继承与弘扬中国中医药传统医学的前列。因此，《经筋疗法》专著一经出版，就广泛受到国内外医学专家、医学社团及相关的医学研究机构等单位热切关注和高度重视并给予大力支持，加快了经筋疗法发展的速度。

（4）展望未来经筋疗法，通过在首都北京建立医疗教学基地，同中国中医科学院、北京中医药大学、北京民族医院等单位合作，经筋疗法目前已经成为我国的一门古老而新兴的特种医疗技术。通过学术交流、学术讲座、医疗展览、办班普及、出国讲学等活动，不仅在国内多个省市播下了种子，而且吸收了来自英国、法国、德国、美国、日本、挪威、荷兰、瑞士、澳大利亚、印度、印度尼西亚、新加坡、马来西亚、泰国、韩国等国家及我国港、澳、台地区的传统医学爱好者的经验，经过学习交流，培训了一批经筋专科人才。通过经筋疗法治愈的疑难病患者遍及海内外。

目前经筋疗法作为全国民族医学的优秀医学文化，通过在北京民族医院建立壮医经筋医疗诊疗专科（1998年至今），在上级及广西有关部门、有关人士的大力支持下，正在继续向国内外医疗市场拓展。

广西收集到的古籍及壮医文物见图1-2~图1-8。

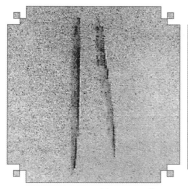

图1-2 桂林甑皮岩洞穴出土的骨针（2枚）

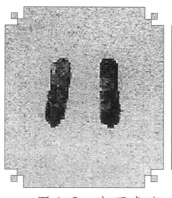

图1-3 广西武鸣县马头乡出土的青铜针

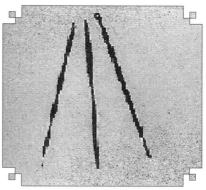

图1-4 广西贵县（现贵港市）罗泊弯汉墓出土的银针（3枚）

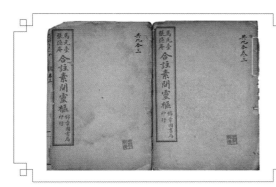

图1-5 古籍《黄帝内经》书影

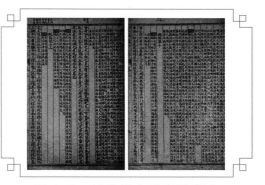

图1-6 经筋原文及经脉原文

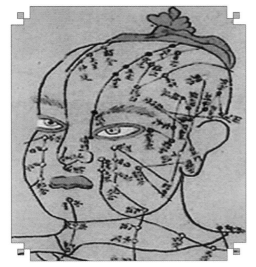

图1-7 古代中医针灸止痛穴位

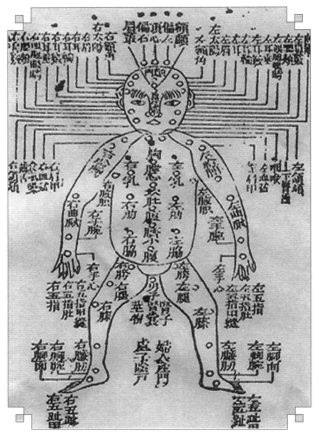

图1-8 古代中医人体解剖穴结构模式

古老的中国艺术之一 ——针灸止痛法穴位图（图1-7）；中国古代法医著作《洗冤录》所刊的验尸图，上面标明了人体的各个重要部位（图1-8）。

第二章
中国古代经筋疗法概论

第一节　中国古代医学情况

中国是世界四大文明古国之一。仅根据出土的文物资料记载，已经说明我国的医学起源很早，而且具有很高的医术水平。例举下列三则。

1. 据挖掘出土的甲骨文记载，我国早在商代时期（公元前16世纪～公元前1046年），中国先民对疾病的认识已经达到相当高的水平。甲骨文记载有内科、外科、小儿科、脑病、眼病、耳鼻喉病、牙病、泌尿系病、传染病等，并载有商王按摩的记录。

2. 1973年于湖南长沙马王堆汉墓出土的《五十二病方》，全书共载有300方（现整理为283方），依次叙述了诸伤、伤痉、婴儿索痉、婴儿痫、婴儿瘛、狂犬病、皮肤病、体臭、毒箭伤、蝎伤、蛭伤、毒蛇伤、疣、癫痫、泌尿系结石、腹股沟疝、内外痔、瘘管、下肢烧伤等共52种疾病，其中外治方达一半以上，记载了敷贴、浸渍、热熨、砭刺、刀圭手术、洗涤、烟熏、角法、割痔法等多种外治法。

3. 1985年10月，在广西武鸣县马头乡一处西周墓群，出土青铜针2枚。经专家鉴定，确认为西周时代的针灸针。从出土的资料说明，我国医学实力雄厚而坚实，它不仅分布于华夏的中心地带，而且分布于少数民族地区。资料同时说明，广西地区的医学，不仅与中医学同步起源，而且同华夏大家庭的医学学术融为一体的时代很早。它不仅成为我国医学的一支有生力量，而且与中医优势互补，具有中国医学别具一格的特色。

第二节　中医学的两大渊源学说

"经络学说"与"经筋学说"对中医学孕育、形成、成熟与发展，具有历史特殊性的贡献及使用价值。

中医古籍《黄帝内经》是一部总结我国先秦以及秦汉时期医学文化遗产的百科全书。其中，《灵枢·经脉》记载的经络学说与《灵枢·经筋》记载的经筋学说，是我国传统医学的两大渊源学说，成为中医学核心思想、基因组、孵化器与催化剂。在中国五千年历史长河中，中医学的两大渊源学说从中医的根源环节上，对中医的孕育、形成、成熟与发展起着巨大的推动作用。经络学说催生了我国现有的中医学体系，催生出我国古代经筋学鼻祖的独特结构模式及其医用价值。

中国古代经筋学鼻祖的独特结构模式与医用价值综述如下。

（1）"经筋学说"以人体筋肉系统的双重结构体（即以人体结构庞大、成分复杂、分布广泛、无所不达的人体物质组织结构系统，与人体十二经筋图线的互相结合）为切入口，以人体常见的12种痹证的发生机制及临床症状表现为典范，从人体经筋结构、生理功能、病因病理、病证表现、诊断法则及施治手段等6个环节，叙述了我国古代原始形态模式的经筋学说。简而言之，古代经筋学说，不仅在医学的结构模式上构成了我国医学的独特结构模式，而且是以人体筋肉系统结构作为阐述的重点对象，从医疗实质上，充分反映出古代经筋学说是一门阐述人体筋肉系统结构及筋肉系统病变发生与演变规律的学说，是中国医学特有与独有的医学内容。它构成我国医学的精华之一，并与维象辨证医学具有医疗本质的区别。

（2）古代经筋学说阐明了人体生理结构与功能统一、物质结构与物质运动统一、生理与病理过程统一、生理失衡立即导致人体筋性病证发生病理变化的医理。因此，古代经筋学说，充满着人体生物力学、病因病理学、人体筋性病证症状学等医学内涵。

（3）经筋学说叙述人体十二经筋循行的病证表现，提到运用"燔针劫刺，以知为数，以痛为腧"的诊治法则及施治手段。古代经筋学说治疗的重点病证是人体的痛证与痹证尤其是治疗寒痹证、湿痹证及着痹证，究其原因，"痹证"其病情顽固，缠绵难驱，故用烧针治疗，属于中国针刺治病的方法之一。

由于历史因素，经筋学说未揭示出人体的"筋结"病灶可以作为穴位治病的原因，故提出"以痛为腧穴"的治病方法，后世医家将痛点作为天应穴治病。可能正是由于中医经筋学说的这一薄弱的环节，导致我国古代经筋学说一直沉寂于中医古籍。虽然历代医家都有意投身于我国经筋学说的发掘，但经历了2600多年，未有一位医家成功系统性发掘。经筋医术，只在壮族地区流传与发展。这便是我国经筋医学的源流概况。

第三节　中医人体学概论

1. 医学研究的对象是人体，医疗的方向、宗旨及目的是最终要解决人体健康长寿的课题。按照医学的对象、方向、宗旨及目的，每一种医学，都应当有自身的人体学。中医药学，由于历史社会条件的制约，虽然《灵枢·经水》提过"其死可解剖而视之"的愿望，但《黄帝内经》除了脉度、骨度及肠胃3篇经文较为具体地阐述人体的物质组织结构学以外，真正专门论述人体结构学的经文并不多见。因此，我国医学人体学，以纵行于人体的经线学为主要内涵。至于人体经线学与人体物质组织结构又有什么关系，中国医界人士研究这一课题者甚少。

2. 中国古代法医刊物，公布了一幅人体结构学图谱，堪称代表中医药学界对人体结构学的认识。直到《易筋经》及《类经》问世，传统医学的人体物质组织结构学才获得较大的充实。例如，《类经·十二经筋支别》，简要而明确地指出经筋和经脉的区别，在于："经脉营行表里，故出入脏腑，以次相传；经筋联缀百骸，故维络周身，各有定位。虽经筋所行之部，多与经脉相同，然其所结所盛之处，则惟四肢、溪谷之间为最，以筋会于节也。筋属木，其华在爪。故十二经筋皆起于四肢指爪之间，而后盛于辅骨，结于肘腕，系于膝关，联于肌肉，上于颈项，终于头面，此人身经筋之大略也。"

上述列举经文关于人体经筋结构的论述，虽然文字简扼，但非常有价值。例如，"经筋联缀百骸""筋会于节"。文中说明：人体的206块骨骼、187个关节都是依赖于经筋组织，将它们联结起来，构成人体的关节，再由关节形成的关节链，连续构成人体的肢节及身形；如果人体的骨骼缺少经筋的联缀，人体的骨骼便成为一盘散沙，甚至像坟墓中挖出的骨骸。那么，人还会成为人吗？经筋联缀百骸的用语非常简单，但它说明人体的关节，由经筋与骨骼两种组织联合结构而成，关节的病变必然存在筋与骨的两种组织成分。医治关节病变，要把筋与骨的病变联系起来，才能治好。如若认为关节病变只是由骨性组织引起，那就陷入认为"人体什么病症都由骨性组织引起"的错误里。

第四节　古代人体十二经筋图线产生情况

1. 十二经筋图线起止及循行情况　古代人体十二经筋图线，简称十二经筋图线，是中国古代医学人体图线群学中的一种图线，记载于中医古籍《灵枢·经筋》。该篇对人体十二经筋图线产生机制做了详细介绍，但缺乏经文的解释，经文只描述每条经线的起点及终止点，同时描述了经线在人体循行所经过的具体部位，大致上经线所经过人体的关节及人体结构不同大小部位时，都标明结于某处的解释；此外，经文还对经线的分支所出之处及分支的循行，做了明晰的解说（图2-1）。

2. 人体十二经筋图线产生机制 十二经筋图线的实质，是人体经筋系统组织动态活动反作用力的力线遗迹。

人体动态活动，按照物理力学原理，存在作用力与反作用力的力线。力的大小，依据人体活动力的大小产生；作用力与反作用力，方向相反，力的大小相等。例如，人体走动时，足尖作用于地面，这便是人对地面产生的作用力，与此同时，地面对人体的足尖，也产生反作用力，其反作用力的大小，同人体足尖给予地面的作用力相等，但方向相反。因此，人体每一个步行，都产生上述的物理学的力的作用。如若人体停止步行，这种力的作用便自然终止；人体的双手，在人从事操作活动时，与上述同样原理，产生作用力与反作用力的客观表现。十二条经筋图线，都按照这种力学原理产生，只是平时人们并不把人体的这种力学原理加以解释。因此，古典十二经筋图线，在中医学理论上，未形成系统化理论。

3. 经筋图线呈现出弯曲及多维形态的机制 经筋图线循行，呈现着弯曲及多维形态的征象，是由于人体结构的各个部位大小不均等，从而产生人体重力下降的垂直力线弯曲的结果（人体不同部位的大小不同，其质量也就不同）。我国在测量喜马拉雅山珠峰高度的过程中，就绘制出珠峰的垂直线，形成弯曲的征象。科学家对珠峰垂直线的弯曲，就用珠峰不同部位的质量差异性进行解释。人体虽然比珠峰的质量小得多，但同样存在不同部位的差异性，故经筋图线呈弯曲状态。

至于经筋单经图线为什么形成多维性的结构问题，这是由于人体的结构是由多维立体结构体所决定的。例如，上肢的肩关节用力之时，由于肩关节的本身结构是多维立体的结构模式，而且在上肢从事用力活动时，肩关节势必向其来自上侧、前侧及后侧的支持力点，借助上身的相对固定体位给予支持力。因此，肩关节便形成对人体上身的前、后、上、下之间的牵拉引力线的力学关系等，从而才显示出经筋图线的多维立体的结构体。

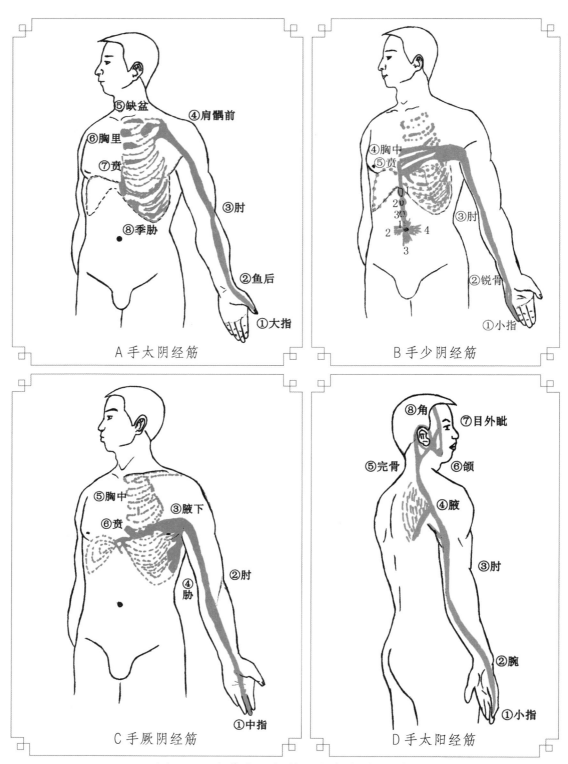

图2-1　人体十二经筋图线走向（A~D）

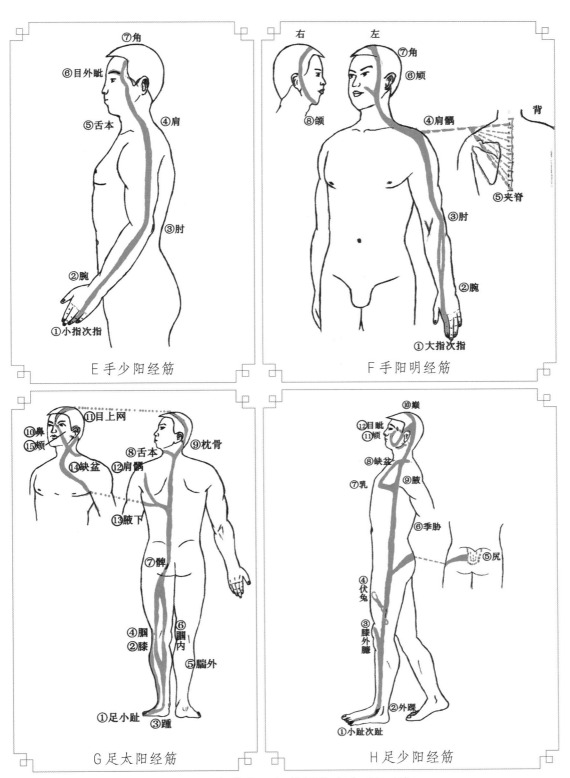

图 2-1　人体十二经筋图线走向（E～H）

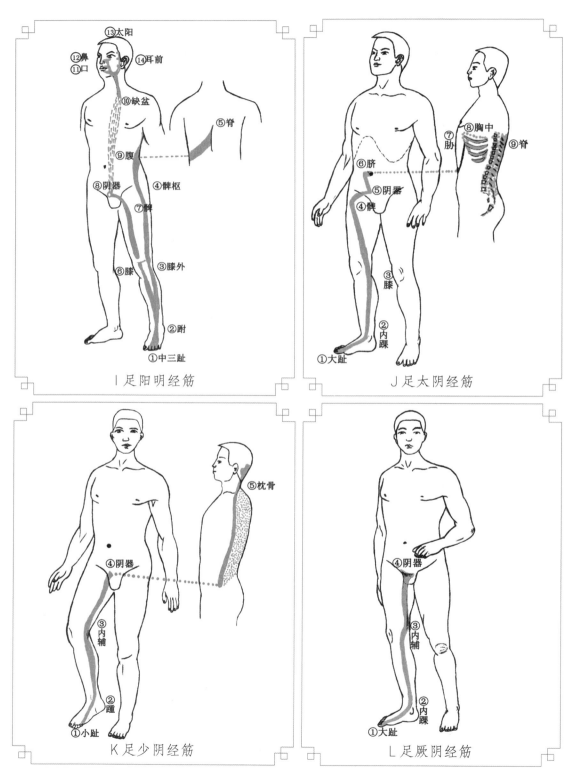

图 2-1　人体十二经筋图线走向（I~L）

第五节　经筋图线与经络图线的关系实质

1. 人体经筋图线结构　人体经筋图线以十二经筋为主体，以十二皮部及十二经别图线为辅，联合构成人体经筋图线体系。十二经筋图线按照古籍《灵枢·经筋》的划分，分为手足三阳及三阴经，即手太阳经筋线、手少阳经筋线、手阳明经筋线、手太阴经筋线、手少阴经筋线、手厥阴经筋线；足太阳经筋线、足少阳经筋线、足阳明经筋线、足太阴经筋线、足少阴经筋线、足厥阴经筋线（图2-1）。

2. 人体经络图线结构　人体经络图线，由十二经脉、奇经八脉及十五络脉组成。经脉图线，按其于人体分布的不同部位，分为手三阴经、手三阳经、足三阴经及足三阳经。一般常把分布于人体前后正中的督脉线及任脉线，作人体经脉图线的主体，由经脉图线及络脉图线，联合结构成为人体的经脉图线体系，故将经脉图线及络脉图线，简称为"经络"。

3. 经筋图线与经络图线关系的实质　经筋图线与经络图线关系的实质，可从其结构、生理功能及病因病理与病理机制加以了解。

（1）结构关系：经筋与经脉图线结构，在数量上，经脉图线数目较多，其中络脉图线数目较大，至于奇经八脉，似乎只是辅助的线体，但它客观反映了人体动态结构的力线活动形态。例如，阳跷与阴跷脉，客观反映人体阴阳动态活动的协调与拮抗的作用表现。常用于畸形人体的矫位治疗。

十二经筋图线与十二经脉图线，在人体的起始点及终止点、循行路线等大体近似，但经筋图线形成的立体多维分布面积，所占的比重较大。经络图线，具有顺次传递、循环无端的特点；经筋图线则缺少这一环节。这是经筋图线与经络图线的明显区别。

（2）功能关系：总体而言，经络是以人体功能形态的客观反映为主，缺乏人体物质组织结构的具体阐述。经络内联脏腑及外络肢节的内涵，只能反映出脏腑功能，是通过经络反映出来的表达，而不是脏腑自身功能的表述。至于经络外络肢节，其内涵，不是阐述肢节自身的组织结构，而是阐明关节的病痛，需要通过经络功能变异而反映出来的表述。简而言之，经络的功能反应，是人体脏腑及人体组织结构功能反应的载体。

（3）病理关系：经络病理反应的过程，经文提到两个内涵。①"是动"：是指本经经脉，因外邪引动而发生的疾病。张隐庵说："夫是动者，病因于外。"即外邪侵犯而发病之谓。不是经络自身结构的病变。②"所生病"：是指与本经相连属的脏腑所发生的疾病。从"是动"及"所生病"的经典解说，无论是外邪引动的病证或经络连属脏腑所发生的疾病而言，经络的病理性病变，都缺乏阐明经络本身组织结构的病态。因为经络学说缺乏阐明人体组织结构体系，而只是阐述经线自身的结构图形。因此，经络反映的病变，只成为反映人体结构及脏腑的病变。

由于"经筋学说"系统地阐述了人体经筋系统组织结构体系，同时阐述了经筋组织与人体其他组织有机结构关系，特别是筋与骨的结构关系、筋与神经血管的关系等，因此，经筋病理性病变是经筋组织病变和"筋外性"病变的并存课题。深究经筋病变及其对机体其他组织病变的联系，无疑是我国医学界人士发掘与弘扬经筋学说的一项天职，因为经筋学说是中医故乡的特产。

经筋"筋结"与经络"穴位"的异同见表2-1。

表2-1 经筋"筋结"与经络"穴位"异同

项别	经筋"筋结"病灶	经络穴位
全称与简称	经筋"筋结"病灶，简称病灶	针灸经络穴位，简称经穴
医疗属性	属于医疗方法及医疗手段内涵	医疗方法及手段内涵
医疗实质	人体筋性组织变态形成筋之聚结的产物	脏腑经络功能失衡表现的征象
病灶与穴位形态、体征及类型	具备筋之聚结实物体征的定性、定量、定位依据，根据筋的结构形态而有多种形态	缺乏人体组织实物的描述，但与筋性组织及神经组织等关系密切

续表

项别	经筋"筋结"病灶	经络穴位
取病灶与穴位方法	经筋查灶检查定性、定位法	常用寸度取穴法、循经取穴法、经验取穴法等
针刺行针方法	固灶行针法，具有目标明确、定位准确、施治直达病所的长处，直入直出，不留针	捻转法、直接刺入法等，讲究进针及施术技巧，多留针候气
得气指征	刺达病灶，自动得气，与病人同步确认得气的程度相一致。	多靠病人主诉作为依据，医者缺少得气客观指征
"病灶"与"穴位"辨证论治	既有"筋结"病灶自身的辨证方法，又有密切联系躯体病症的辨证论治方法	穴位自身缺少辨证论据，同躯体病症结合辨证比较困难
疗效评价	可依据病灶消减作为病情进退及治愈的评价证据。其准确概率达到90%	单纯使用穴位，比较难做出病情进退的客观评价

第六节　"经筋学说"与"经络学说"的有机结合对中医学发展的推动

1. 用历史观念来看待中医学的两大渊源学说　传统民族医药学是中华各族人民长期与疾病进行斗争的实践经验总结，属于实践经验总结医学。实践医学的实践时间越长，其总结的实践医疗成果就越丰富，就更能够经受得起实践的检验。几千年来，传统民族医药学之所以立足于不败之地，并在当代社会受到国际社会的重视，其关键的一点，就是传统民族医药学实践的科学性与可靠性。

"经络学说"与"经筋学说"，是中医学的两大渊源学说，它催化了中国公元前两千多年的中医学的成长。因此中国医家才有机会把中医两大学说载入《灵枢·经脉》与《灵枢·经筋》。《黄帝内经》是总结我国公元前两千多年的医学实践经验的巨著。

2. 从经筋学说研究两大渊源学说获得突破性的成效来看待　经筋疗法，通过将人体经筋组织作为人体经络反应的载体应用于临床，使经络的运用，发生了质变的医学新效应，从中揭示出人体难治病的筋性致因的医学新课题。从而使经筋疗法获得了从筋治愈人体多种难治病的医疗新成果。其主要因素是：① 经筋疗法叙述的人体筋肉系统结构，是经筋疗法具有人体物质组织结构的医学基础；② 经筋疗法将人体筋性组织作为人体经络反应载体的运用，显著提高中医学两大渊源学说的医用效能；③ 经筋疗法叙述人体筋肉系统结构的特点，易于与现代医学人体解剖学进行优势互补的融通，有利于推动中西医结合，从人体结合开始，尔后向临床结合发展。因此，经筋疗法的发掘，既有利于推动中医学与传统民族医学的发展，又有利于我国中西医结合工程的进展。这便是经筋疗法的成功发掘对我国医学的贡献价值。

第七节　中医与壮医经筋疗法内涵及史源简述

中国医药学，简称中医学。它包括中医学与民族医学两大内容。中医学是中国五千年历史文明的医学文化遗产，是中国各族人民长期与疾病进行斗争的实践经验总结，对中华民族繁衍昌盛起着巨大的历史推动作用。中医学成长过程经历了孕育时期、奠基时期、创新时期及基本成熟时期的历史阶段。中医古典《黄帝内经》，是总结中国公元前两千余年医学文化遗产的著作，成书于春秋战国时期（公元前8世纪至公元前3世纪），距今已有两千多年历史。《灵枢·经脉》的"经络学说"与《灵枢·经筋》的"经筋学说"，是中医学的两大渊源学说，历来成为中医的核心思想、基因组、孵化器与催化剂。因此，中国医学界要继承与弘扬中医，应该从中医的两大渊源学说开始，做好继承与弘扬的根基工作，才能使中医立足于不败之地。

壮医经筋疗法是中医学的重要组成部分，以壮族经筋医技医术为主体，以内经"经筋学说"作为指导思想，具有民族医技医术与古代中医经典理论优势渗融互补的新特色，是中医学在新的历史时期、新的形势需求下展现出来的中医新疗法。值得提到的是以下几点。

1. 经筋疗法是中国经历了两千多年之后首次成功地系统性地发掘而得的学说，在研究经络联属成分方面具有突出贡献，开创了我国经筋辨证论治的新经验，带来了中医学精华的理论及思维导向，医学的结构模式及诊治法则等。这不仅没有对中医学产生负面的损害，而且更能显示出中医学确实是一个伟大的知识宝库。作为壮医及中医学界人士，应当以此为荣。

2. 《经筋疗法》及《易筋经》，是中医学专门叙述中医人体结构学的医学著作，对中医学人体结构学的课题进行了还原，从而使经筋学说的人体学同现代医学的形态人体解剖学获得优势互补研究的机遇。

3. "经筋学说"与"经络学说"，是中医学的两大渊源学说。经筋疗法的成功发掘，使我国两大渊源学说获得了并联起来进行研究的机遇。这对从我国医学的根源环节上推动中医学的向前发展，具有现实与深远意义。

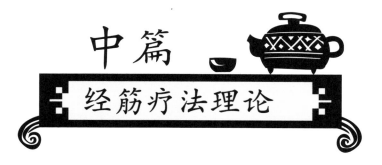

中篇

经筋疗法理论

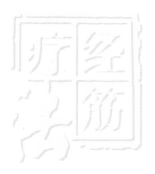

第三章
壮医经筋疗法人体结构学模式诠释

壮医《经筋疗法》主要论述人体筋肉系统结构，人体结构庞大、成分复杂、分布广泛，在人体无所不达、无处不存的"筋"是人体本身特殊结构系统。人体筋肉系统与骨骼系统联合构成的物质组织结构，合成为人体的框架与身形。传统中医学，曾以"筋"字作为人体筋肉系统的代称，素有"筋是联结人体形骸之物"的称谓。

第一节　人体生成来源与组织分化

一、人体生成由父母赋予

《易筋经》原生论云："所以在母怀中得气血以养之，胎渐次成形，形渐次鼓气，气渐次有知觉运动，胎足后而身出。此先天之后天，后天之先天也。其两仪所化之精气，五行本体所化之脾、胃、肝、肺、肾、皮肤、精、骨、髓妙用所化之喉、舌、唇、牙、齿、耳、目、口、鼻、心，皆未充实，男必待精液满，女必待天癸至，然后五脏六腑、毫毛孔窍、十二经络之禀于阴阳五行，父精母血者，乃得大成。此所谓后天也。"由此可知，人体的来源是由父母赋予，机体所有的结构是在胚胎时期发育形成的。

二、人体结构是胚胎时期组织分化的产物

《灵枢·经脉》云："人始生，先成精（胚），精成而脑髓生，骨为干，脉为营，筋为刚，肉为墙，皮肤坚而毛发长，谷入于胃，脉道以通，血气乃行。"经文叙述胚胎分化形成人体的脑、髓、筋、脉、骨、肉、皮肤及毛发等人体组织，是在娘胎时期分化形成的产物。尽管它们在颜色、形态所处部位及功能等有所区分，但从人体的整体而言，人体筋肉系统仍然是人体有机整体结构的重要组成部分。

第二节　人体筋肉系统结构特点

一、筋是连络人体形骸之物

1. 人体的身形结构模式是在胚胎发育时期，由筋与骨两种物质联合结构而形成。对于这个课题，壮族民间医生具有深刻的认识。传统的壮医药将人体之筋用壮语称为yinb（韧）；将人体的骨，称为loub。认识到loub（骨）是由yinb（筋）一节连着一节地联结起来，构成人体的骨架，由骨架的定型，决定人体的身型。壮族民间医生，对人体的全身骨骼、大量的肌肉及多种人体的筋性组织，都可以用壮语将它数出。可见壮族医生，不仅认识到筋是联结骨骸之物，而且对于人体的结构模式也十分了解。

2. 《中医辞典》指出，筋之本意是指附着于骨面上的筋蒂而言，其属性是从肉、从力、从竹。辞典阐明人体之筋，是附着于骨面上的组织，表明人体的筋与骨，是联合构成人体有机整体的重要物质，同时表明筋与骨，二者不应以人为的观点将它绝缘分开。

筋的属性"从肉"，是指筋与肉之间的关系，即筋属于肉的结构成分。筋与肉，虽然在颜色上有所区别。但筋与肉，又是人体另一种有机联体，这便是筋与肉关系的实质。筋的"从力"内涵，是指筋在人体的结构之中，具有强

大的牵拉"引力"的特性。在人体的稳定结构静态及人体的动态活动过程，人体的筋性组织，具有特殊作用。例如，肌肉收缩产生的动力是通过筋的传递作用，产生于骨与骨之间，肢体与肢体之间，发生移位变动，人体才能从事生息及各种活动。如若人体缺少筋的传递功能作用，人体便处于寸步难行之境地。筋的"从竹"含义，是把人体与竹的结构特点做比拟的阐述表达。竹的结构特点，一是形成典型的节段结构体，即一条完整的竹，有许多竹节。竹由竹节，一段一段地连续起来，构成完整的整体。人的结构，也是典型的节段结构模式。人的肢体形成节段结构，人的躯体，亦有腰段及颈段的节段；肢体的节段，加上躯体的节段，才能构成一个完整的人体。竹的第二个特点，是富含纤维组织。人体之筋，也富含纤维。因此，人体与竹的节段结构，十分相似。故筋成为人体联结形骸之物。认识人体筋的来源及筋在人体的结构特点，对于认识经筋学说的人体结构学特点，具有特殊意义。

3. "经筋"一词，始记载于中医古籍《灵枢·经筋》。"经筋"具有三大医学内涵。

（1）古代中医术语，是指纵行于人体的经筋图线。

（2）人体筋肉系统物质组织结构精华叙述的称谓。

（3）对人体筋肉系统物质组织结构产生病症的表述。

二、筋肉节段结构是人体节段结构的物质基础

人体筋肉结构系统，以肌肉及韧带形成节段性结构体最为典型而广泛。由于人体仍然保留着节肢动物的基本结构形态，因此，人体的肢节及身形，是由肌肉、韧带及关节囊等组织将人体的206块骨骼，加以节段性地联结，形成一节连续另一节地构成人体的肢节及身形。《灵枢·刺节真邪》云："腰脊者，身之大关节也；肢胫者，人之所以趋翔也。"《灵枢·师传》云："身形肢节者，脏腑之盖也。"从经文的叙述及人体结构的实际情形不难看出，筋肉系统是以节段性的结构特点，将人体连续结构构成为"脏腑之盖"及"趋翔"而能

够走动于地球表面。节段结构对人体而言十分重要。因为拥有丰富且完善的节段结构，人类才得以自由地活动！

三、人体筋肉系统结构成分

人体筋肉系统，由人体的皮系、筋系、肉系、膜系、带系、募原系、膜筋、缓筋、膂筋、微筋、筋纽、肉柱、分肉、关节囊、经隧等组成。

人体是复杂的有机体。人体筋肉系统结构，是人体结构庞大、成分复杂、分布广泛、千丝万缕、无所不达、无处不容的人体结构系统。它由人体的皮部结构体系，人体肉系、筋系、膜系、带系、募原系、微筋、缓筋、膂筋、筋纽、关节囊及经隧等联合构成。筋肉系统的各个分支体系的组织，又同人体的其他系统的组织，联合构成人体的整体。例如，筋与骨、筋与神经、筋与血脉、筋与五官、脏腑等，又形成不可绝缘分割的组织关系。因此，人体筋肉系统结构，只是把它具有相对独立的组织，分别加以叙述。但它仍然是人体整体结构的一个组成部分。

（一）人体皮部组织结构特点

1. 皮部　又称皮肤，维络人体周身组织结构体系。有关书籍称皮肤是人体面积最大的器官。皮肤处在人体的表层，人体的外周，形成一层包裹人体周身的特殊结构体；由于人体同外界联系的生理需求，皮肤在人体的五官、九窍形成结构独特的开放性洞口。但开放的洞口与皮肤仍然保持紧密的联系。故皮肤既应包含人体外周的皮层，又应包含人体空腔器官的黏膜。虽然黏膜与皮肤的结构模式不完全相同，但空腔器官的黏膜，同内外界环境的实际接触，比实质性器官的直接接触的机遇更多。故而，将黏膜视为人体的表皮层结构，有利于较为全面地了解人体皮层结构的构成。

皮部结构的区域划分，医学上存在不同的划分方法。《素问·皮部论》云："欲知皮部以经脉为纪者，诸经皆然。阳明之阳，名曰害蜚，上下同法。视其部中有浮络者，皆阳明之络也。其色多青则痛，多黑则痹，黄赤则热，多白则寒，五色皆见，则寒热也。络盛则入客于经，阳主外，阴主内。少阳之阳，名曰枢持……太阳之阳，名曰关枢……少阴之阴，名曰枢儒……心主之阴，名曰害肩……太阴之阴，名曰关蛰……"中医药学以经络在人体循行途径及其经过的区域，作为划分皮肤的区域，适用于中医辨证论治的需求。现代医学以脊髓节段发出的神经末梢所支配的皮肤区域，作为划分皮肤的区域，以表达脊神经支配的区域发生病变之时，有效识别出脊神经的节段损伤的部位。在电子显微镜下观察，可见到人体皮肤的内部微细结构，其中皮肤充满着多种细胞、末梢神经及末梢血管等，说明皮肤不仅是人体的特殊结构，而且同人体的内部环境联系紧密。

2. 皮肤的生理功能综述　皮部，可说是人体最大的器官，而且是人体复杂的器官之一。这是由于皮部既是人体的第一道防线，又是人体内部环境与外界环境的重要沟通渠道，它具有人体存活必需的结构与功能。《素问·皮部论》云："凡十二经络脉者，皮之部也。是故百病之始生也，必先客于皮毛，邪中之则腠理开，开则入客于络脉，留而不去，传入于经，留而不去，传入于腑，廪于肠胃。邪之始入于皮也，泝然起毫毛，开腠理；其入于络也，则络脉盛，色变；其入客于经也，则感虚乃陷下。其留于筋骨之间，寒多则筋挛骨痛，热多则筋弛骨消，肉烁䐃破，毛直而败。"

皮部的主要功能：① 维护机体整体的完整统一；② 抵抗外界病原菌对机体的入侵；③ 将外界环境对机体的不良刺激的信息，经信号传入体内，使大脑收到信息后，做出相应的反应，做出判断；④ 将大脑对外界环境刺激做出的反应信号，向躯体、肢体及相应的组织或器官传递，使相应的组织或器官的反应及时完成，从而使机体适应所处的各种环境；⑤ 具有调节人体的恒温作用；⑥ 具有呼吸的功能；⑦ 具有新陈代谢的功能；⑧ 具有吸收及传导信息的功能，成为医治人体疾患常用的渠道。

3. 人体皮部结构图

（1）皮部原生质图照：见图3-1。

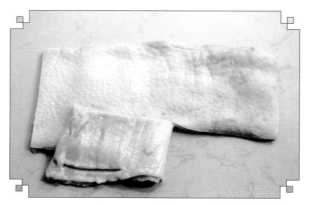

图 3-1　皮部原生质

（2）人体经络皮部区域划分方法：见图3-2、表3-1。

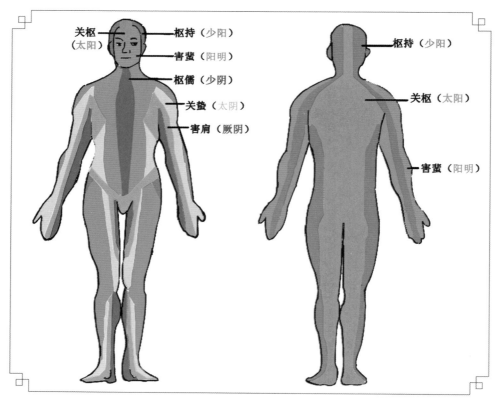

图 3-2　人体经络皮部区域划分

表3-1 十二皮部划分表

六经	皮部名	六经	皮部名
太阳	关枢	太阴	关蛰
阳明	害蜚	少阴	枢儒
少阳	枢持	厥阴	害肩

人体皮肤脊神经节段划分区域图示见图3-3。

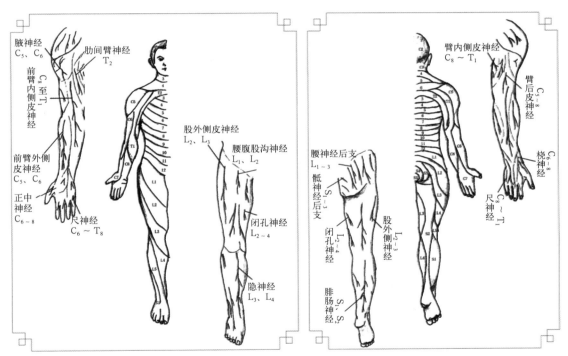

图 3-3 人体皮肤脊神经节段划分区域

（3）高倍镜下人体皮肤形态结构：见图3-4。

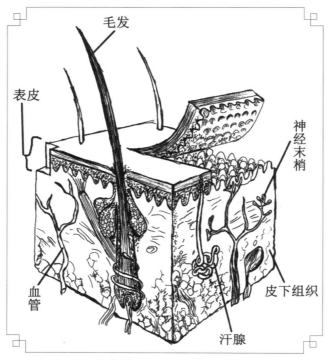

图 3-4　高倍镜下人体皮肤形态结构

（4）皮部维络人体周身：人体的皮肤，是维络人体周身的组织，它除了维络人体周身之外，并在人体的五官九窍形成特殊的孔隙表层结构体。如果说人体空腔、五官、九窍形成特殊的孔隙表层结构体的上皮组织，也称为人体另一种表皮组织的内涵，那么空腔器官的黏膜，应当划归为人体的皮部组织（图3-5）。

（二）人体筋肉系统与骨骼系统

1. 筋肉系统与骨骼系统融合构成人体整体结构

筋肉系统与骨骼系统是人体构成形骸结构的主要标志，更是人体庞大的结构体系的具体结构体现（图3-6）。

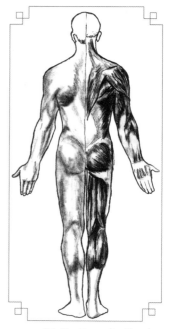

图 3-5　人体皮部维络人体周身

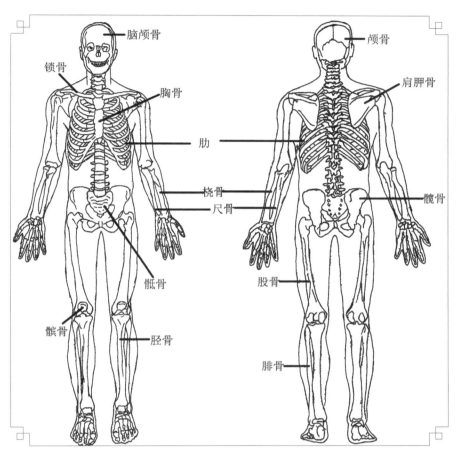

图 3-6　筋肉系统与骨骼系统融合成为人体整体结构

2. 筋的原生质　图3-7、图3-8。

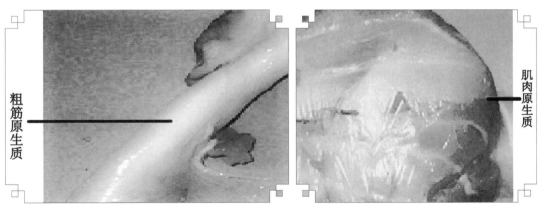

图 3-7　粗筋原生质　　　　　图 3-8　肌肉原生质

3. **人体肉系组织结构特点综述**　人体肉系组织结构，是指人体的横纹肌结构体系，横纹肌结构由肌腹、肌腱、肌梭及其两端附着于骨面上的"尽筋"所构成。横纹肌于人体共有3000多条，它的伸缩活动是提供人体动态活动的主要动力来源。此外，横纹肌提供给人体热量的热源占人体热量来源的80%。故横纹肌是人体结构的庞大体系（图3-9、图3-10）。

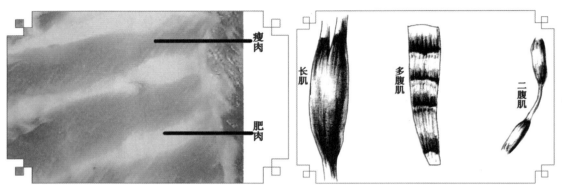

图 3-9　肉的原生质（本图显示　　　　图 3-10　游离状态的肌肉
瘦肉与肥肉形成的有机联结体）

4. **人体膜性组织结构特点综述**　人体膜性组织，是人体分布面积最为广泛的组织。它在人体组织结构之中，不仅形成人体的浅筋膜层次结构，而且在人体几乎所有的器官，如肌肉、骨骼、神经、血管、脏腑等都分别具有自身的膜性组织。人体的筋性组织，可大致分为身体的膜性组织和器官的膜性组织两种。医学上，通称的膜性组织是指躯体的膜性组织；器官的膜性组织，则分别以相应的器官名称加以命名。例如，骨组织的膜性组织，称为骨膜；肌肉组织的膜性组织，称为肌膜。肌肉的膜性组织层次颇多，有肌纤维膜、肌束膜、束间膜、肌包膜及肌肉的间隔膜等。了解人体膜性组织的结构特点，对于用经筋疗法临床诊治筋性病症具有特殊意义。现将浅筋膜及肌包膜的原生质结构摄影图像及解剖学的肌束膜图示，分列如下（图3-11、图3-12）。

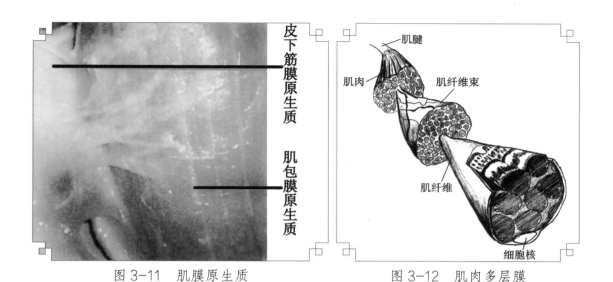

图 3-11　肌膜原生质　　　　　　　图 3-12　肌肉多层膜

5. 人体带系组织结构特点综述　人体带系组织俗称韧带，是人体联结骨与骨之间的物质组织，属于人体静态结构的组成部分。它常与关节囊联合附着于人体肢体的关节、脊椎关节，连续形成人体关节链，构成人体的骨架与身形。但带系组织，缺乏伸缩功能，成为人体限制的结构层。由于人体共有206块骨骼，每块骨与每块骨之间，需要数片韧带加以固定，故人体韧带的数量很大，韧带损伤病变，临床甚为常见。现以足跗背部及足底部的带系组织结构，作

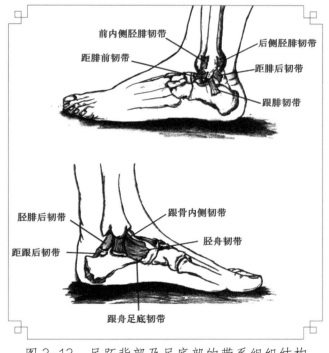

图 3-13　足跗背部及足底部的带系组织结构

为示范标本（图3-13）。

6. 人体募原性组织结构特点　募字与幕字的内涵相通。募的人体组织结构，是指人体器官以外，存在着一种犹似屏幕的组织，以起到对器官的遮拦及

缓冲保护的作用。《灵枢·百病始生》云："留而不去，传舍于胃肠之外、募原之间。"古代医家，所提到的募原，多指人体腹部胃肠器官外之募，如肠网膜、脂肪膜等。但实际上，器官之募，于人体的多种器官，都存在募原性的组织保护。募原组织，分布广泛，因此，注意募原组织病变，乃是经筋学的一个课题（图3-14）。

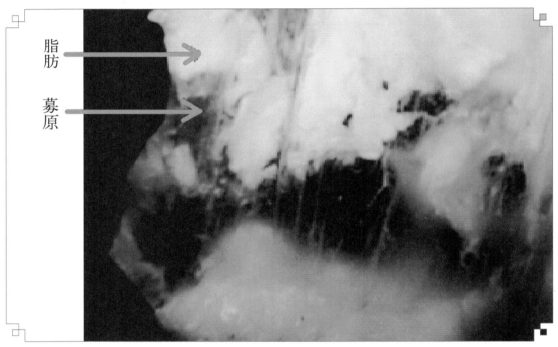

脂肪

募原

图 3-14　肠胃募原组织原生质

7. 人体微筋组织结构特点　微筋组织，是指人体体积微小的筋性组织（图3-15～图3-17）。这种组织，主要分布于手指、足趾及小骨之间，多形成两个节段性的结构体。微筋、粗筋同肌肉一样，都具有多端附着点，A端附着于A籽骨突上面；B端附着于B骨的副骨上面，形成两骨之间的联结构体，起着固定骨与骨之间的稳态性能作用。微筋的临床损伤病变，并非罕见，但未引起医者重视。

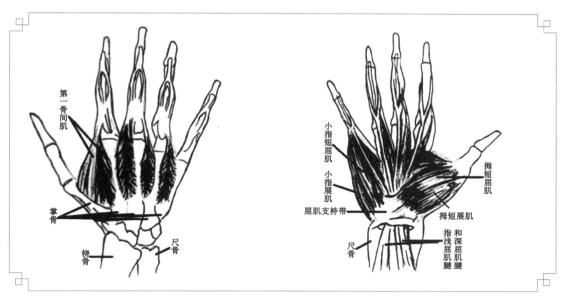

图 3-15　手指及手掌微筋

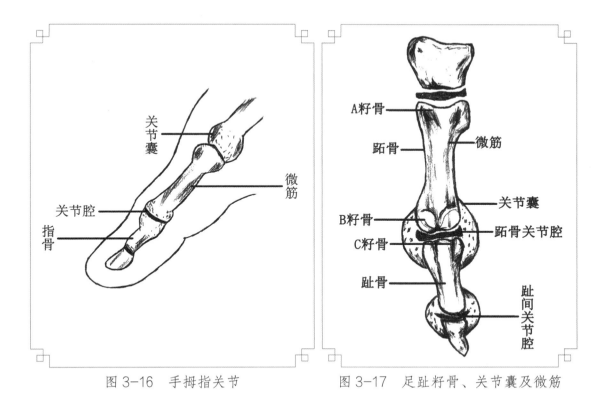

图 3-16　手拇指关节　　　　　图 3-17　足趾籽骨、关节囊及微筋

8. 人体筋纽组织结构特点　人体的筋纽，是指筋性组织汇集于骨面上的集结区域之筋而言。筋的集结区域，表示该区域局部的生态承受力、张应力及

牵引力等比较集中，需要增强筋的附着点及联结点的结构。例如，肩关节肱骨的大小结节、节间沟及结节嵴等，便具有来自前、后及上侧的肌筋的附着点，使这一区域，形成了密集性的附着区——枢纽区域，故称筋纽（图3-18、图3-19）。筋纽区域，由于集结的肌筋附着点较多，承受的活动量较大，在生产劳动、运动活动过程中，超阈限地使用该枢纽，超出了该枢纽能力所能承受的范围，故成为筋性组织发生劳伤或损伤而产生"筋结"病灶，是"筋结"病灶好发部位。

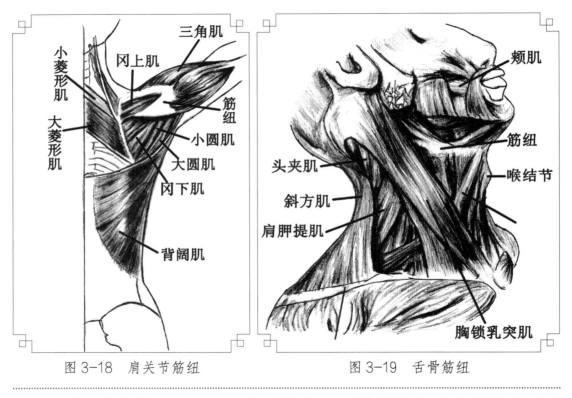

图3-18　肩关节筋纽　　　　　　　图3-19　舌骨筋纽

小小舌骨，便有来自上、下、左、右各两侧总共6个点的肌筋附着点，成为典型的筋纽区域

9. 人体缓筋组织结构特点　人体的缓筋，系指深藏于腰脊之前，循行于腹内之筋（图3-20）。《灵枢·百病始生》云："……或著于胃肠之募原，上连于缓筋，邪气淫泆，不可胜论。"张志聪说："缓筋者，循于腹内之筋也。"《灵枢·经筋》云："足阳明之筋，起于中三趾，结于跗上，斜外上加于辅骨，上结于膝外廉，直上结于髀枢，上循胁，属脊……"综观缓筋，循于

腹内，属于脊椎，其与现代医学所称的腰部深筋之腰大肌、腰方肌及腰小肌等（图3-21）甚为近似。壮医经筋疗法，将缓筋视为腰部之深筋加以论述，对医治人体腰腿病症及其他疑难病症具有特殊价值。

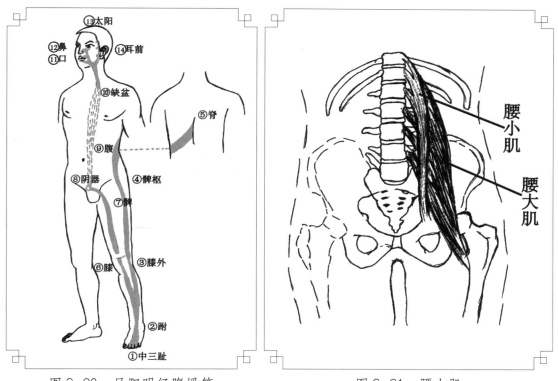

图 3-20　足阳明经腹缓筋　　　　　　　　　图 3-21　腰大肌

10. 人体膂筋组织结构特点　《针灸辞典》：膂，部位名。指腰脊两旁的肌肉，约当骶棘肌分布处。《类经》张介宾注：夹脊两旁之肉曰膂。膂筋，即脊椎后棘突两侧的竖脊肌。这组人体筋肉结构，是人体筋肉系统重要结构组成成分，对经筋医学医治人体病症，例如筋性类胃病、筋性类心脏病、筋性类肝病、不明原因类腹痛，以及腰腹腿等方面疾病，应用壮医经筋疗法进行治疗取得巨大的治疗效果。深刻的认识膂筋组织结构特点，对于能够熟练掌握运用经筋疗法在医疗上有着深远的意义（图3-22、图3-23、图3-24）。

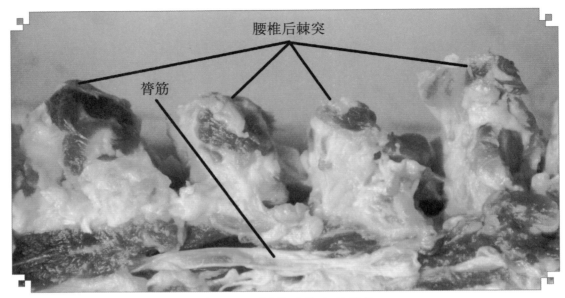

图 3-22　腰椎后棘突及膂筋

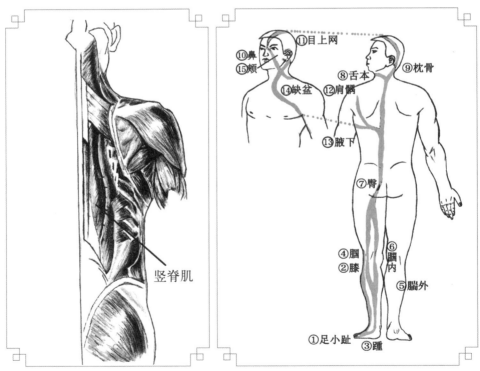

图 3-23　腰竖脊肌标志图示　　　图 3-24　足太阳经筋标本

　　11. 人体分肉组织结构特点　分肉，系指筋肉界限的区分而言，其主要内涵是阐明筋肉的深与浅的层次。《灵枢·官针》云："少益深，绝皮致肌肉，未入分肉间也。"意即尚浅，未入分肉，而分肉者，则近于骨。张介宾注："大肉深处，各有分理，是谓分肉也。"分肉，是经络伏行所过之筋肉，因有分理，故名。由于分肉属于筋肉范畴，它成为经络必须循行的渠道。故分肉，对于保障经络的通畅无阻，具有生理病理意义。如若分肉阻闭，势必导致经络循行受阻，出现经络临床病症表现，此乃分肉在经筋医学的使用价值（图3-25）。

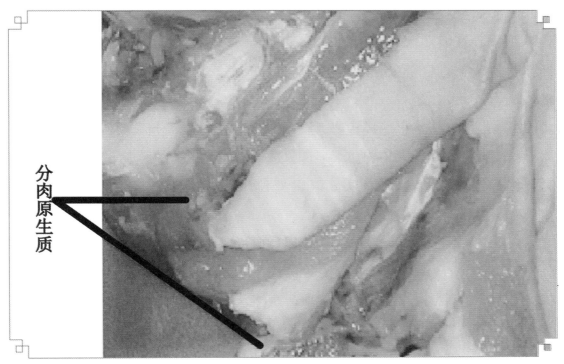

图 3-25　分肉原生质

12. **人体关节囊组织结构特点**　关节囊，是两块骨头之间相互联结的物质组织结构。一般而言，每2块骨头之间，都应当具有关节囊的结构。但是，由于某些关节的结构过于密集，关节囊的组织，便被其他组织所替代。例如，腰椎骨与骨之间的联结，多由韧带所取代；又如，肩关节下侧，关节的组织结构比较薄弱，容易发生肩关节向前下滑脱。手指及足趾，两骨之间关节囊的组织结构，较为丰富。因此，手足关节囊及微筋产生病变体征时，比较容易查出"筋结"病灶。壮医经筋疗法，已将小关节的关节囊及微筋组织等列入医疗诊治范围，获得了对人体关节病变医治的新成效（图3-26）。

13. **人体经隧组织结构特点** 经隧，指经络的通路，内通于脏腑，外通于肢体（经隧存在于活体中，尸体中经隧已不复存在；"克里安照相术"与"磁共振成像技术"等现代科学手段，证实了经络的存在）。经脉运输气血，犹似河流与小溪的流水，既有充足水之源头，又有分流之沟渠。

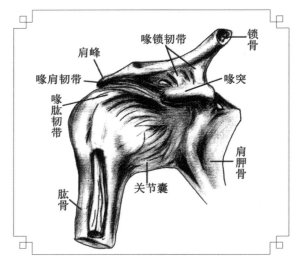

图 3-26 肩关节囊结构

经隧，像沟渠一样，将五脏六腑化生的气血，分流于体内外，以濡养周身，故经隧，乃是人体输送气血的分流网。《灵枢·经脉》云："经脉十二者，伏行分肉之间，深而不见；其常见者，足太阴过于内踝之上，无所隐故也。"《素问·调经论》云："五脏之道皆出于经隧，以行血气。"从上述择录的经文，可以认定：经隧应当分为两个段落。第一段落，是五脏之气血，直接从脏器接通的隧道口；第二段落，是经络外通于肢体的段落。这是一段较长的经隧渠道网，并且伏行于分肉之间，深而不见。因此，经隧的两个段落，是否畅通，对于人体是否发生病症，具有重要意义。经筋疗法，在临床实践过程中，注重了经脉伏行分肉之间的课题，采用理筋而疏通经脉，使经络输送的气血，畅通无阻，从而收到人们意想不到的特殊医疗效果。现将冲脉循行于下肢内侧腹股沟至足底的经隧，绘制图示如图3-27。

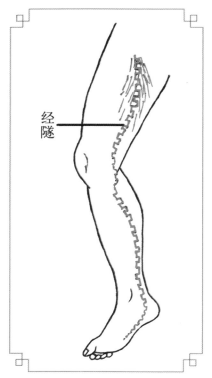

图 3-27 下肢冲脉循行途径

第三节 人体组织渗融结构特点

人体是复杂的有机整体。在人体的有机整体当中，为了了解人体某个组织或某个系统，将人体的形态结构加以分解，从中求得对人体组织形态结构的认识。这种了解人体的方法，虽然直观性强，简单明了，易于推广普及。但是，这仅仅是了解人体组织结构的一种学术方式，而且这种方式不容易反映人体的生态及功能态。因为人体的功能态，有许多方面是需要人体多种组织的功能统一才能够获得表达。例如，人体肢体的伸与缩，表面上，似乎只是肌肉的伸缩功能，但实际上，它涉及肌肉与骨的联结，并在中枢神经的指令下完成的。因此，只从人体单一的组织形态结构来了解人体"结构与功能统一"的课题，就不容易获得完满解答。伟大的物理学家爱因斯坦有一句名言："解剖并不永远是了解一种器官的全部手段，因为一种器官的功能是不能完全从其结构中看出来的。"经筋疗法，从我国古代医学叙述的宏观整体、天人地合一、结构与功能统一的视角，来领会与理解人体各个组织渗融性结构课题，获益匪浅。故将人体组织渗融结构问题列为章节加以论述。

一、人体经筋组织与经络的渗融结构体

经筋组织与经络图线结构，是人体的两大结构体系。可以简化地认为，经筋组织，是人体物质组织结构的一个大系统，而经络图线结构，是人体功能态的总表达。经络结构，由经脉及络脉联合构成，简称经络。《灵枢·本脏》云："经脉者，所以行血气而营阴阳，濡筋骨，利关节者也。"经络在人体，具有"调虚实、治百病、决生死"的功能。但经络的功能，尚需要经筋组织，给予提供宽裕的环境，即筋舒才能络活。《素问·气穴论》云："肉之大会为谷，肉之小会为溪；肉分之间，溪谷之会，以行荣卫，以会大

气。"经文说明：① 经脉是走在筋肉之间，它需要筋肉提供宽容的条件；② 如若筋肉变异，势必影响经络的畅通；③ 经筋是经络的载体，才能充分表达它的功能。《灵枢·小针解》云："皮、肉、筋、脉，各有所处者，言经络各有所主也。"这就是说，皮、肉、筋、脉各自所处的部位，也就是经络病症证候出现及主治的部位。临床上，经筋疗法将经筋作为经络反应的载体加以运用，使经络的运用，发生质变的医学新效应及显著的医疗新效果。经筋疗法已经进行了理论与实践的研究及运用，在临床上取得了显著成效。说明将经筋与经络的渗融结构加以认识及运用，对于提高"经络学说"及"经筋学说"的运用，具有深远意义（表3-2～表3-4）。

表3-2 经筋"筋结"病灶医疗特点

医疗属性内涵	人体医用组织结构实物标本
医疗实质内涵	人体进行组织病态聚结物，属于人体自身因素的致病因子
形态结构特点	结构形态多样化，与人体的复杂结构相关。潜伏于人身躯体的每个角落，呈隐蔽性状态而存在。属于医学的首次发现，成为经筋医学精华中之精华
致病机制原理	筋之聚结，本身就是筋性组织病变的载体；筋之聚结，对其相连的其他组织，产生卡压性、牵引性累及性影响，出现其他"筋外"性组织病症症状表现，临床上，形成筋性组织病变与神经、血管等病症表现相混淆。目前医疗的检测方法尚缺少有效的识别能力，造成现行医疗的疑诊、误诊，危害匪浅。是现行医疗薄弱环节的具体表现之一
经筋学查灶	壮医经筋疗法创立的"经筋查灶法"，运用经筋知识及力学原理，能够即时、快速、有效地将"筋结"病灶查明其形态体征及其分布规律；是我国医学特有的一种检查人体疾患的新方法，具有超越于医疗仪器检查筋性疾患的能力，成为经筋疗法的又一特点。因为现代的医疗仪器对于"筋结"病灶没有特异性检查功能

表3-3 经筋"筋结"与经络"穴位"异同

项别	经筋"筋结"病灶	经络穴位
全称与简称	经筋"筋结病灶",简称病灶	针灸经络穴位,简称经穴
医疗属性	属于医疗方法及医疗手段内涵	医疗方法及手段内涵
医疗实质	人体筋性组织变态形成筋之聚结的产物	脏腑经络功能失衡表现的征象
病灶与穴位形态、体征及类型	具备筋之聚结实物体征的定性、定量、定位依据,根据筋的结构形态而有多种形态	缺乏人体组织实物的描述,但与筋性组织及神经组织等关系密切
取病灶与穴位方法	经筋查灶检查定性、定位法	常用寸度取穴法、循经取穴法、经验取穴法等
针刺行针方法	固灶行针法,具有目标明确、定位准确、施治直达病所的长处,直入直出,不留针	捻转法、直接刺入法等,讲究进针及施术技巧,多留针候气
得气指征	刺达病灶,自动得气,与病人同步确认得气的程度相一致	多以病人主诉作为依据,医者缺少得气客观指征
"病灶"与"穴位"辨证论治	既有"筋结"病灶自身的辨证方法,又有密切联系躯体病症的辨证论治方法	穴位自身缺少辨证论据,同躯体病症结合辨证比较困难
疗效评价	可依据病灶消减作为病情进退及治愈的评价证据其准确概率达到90%	单纯使用穴位,比较难做出病情进退的客观评价

表3-4 经筋理筋与经络按摩法异同

项别	经筋病灶理筋	经络穴位按摩
思维导向	用经筋学说理论作为思维导向	用经络学说作为导向
施治目标	针对经筋"筋结"病灶体	经络穴位及经线循行

项别	经筋病灶理筋	经络穴位按摩
治疗范畴	属于人体躯体病变调理	属于人体经络穴位及经线调理
医疗实质	针对人体筋性组织病变施术	针对人体脏腑病态在经穴反应施术
手势手法	直接作用于"筋结"病灶实物体，医者可依据病灶形态的不同，采用不同的手势手法，手法与调理目标二者密切结合	缺乏人体组织实物为依托，医者只能按照自身积累的经验施术手法与目标较难密切吻合
机制原理	直接理筋消灶，灶消即可显示出医疗效果属于直接的人体医疗调理方法	通过调节经络平衡，来实现人体功能平衡属于间接的人体医疗调理方法
病人感觉	经过合理的调理，病人觉得非常轻松舒适医疗效果的差异性较小	因医者操作方式方法及施治量的不同，医疗效果的差异性也较大
因果评价	病灶消减，可作为病情进退的衡量指征	经络穴位，缺乏人体实物体征，较难作为病情进退的衡量指征

二、人体筋与骨的渗融结构

筋与骨，是人体结构的两大体系，是构成人体形骸的主要物质组织。骨的自身缺乏自己联结构成人身躯体的功能，需要筋肉系统中的关节囊、韧带、肌肉等作为联缠系结的物质，以筋及骨的自身节段性结构为基础，互相形成一个节段连续一个节段地构成人体的肢体及立体的身形。因此，人体的关节、肢节及人体的身形，布满着筋与骨互相衔接的印迹。了解关节及人体身形是由筋与骨联合渗融而构成的机体，对于临床医疗具有特殊意义。它提醒医者，在治筋时，不要忘却治骨，并在治骨时，不要忘却治筋。要在临床上，将治骨与治筋的两个内涵，紧密地结合起来，才能取得满意的医疗效果（图3-28、图3-29）。

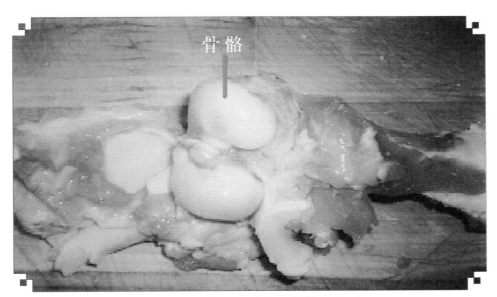

骨 骼

图 3-28 筋肉与骨渗融结构原生质

在活性人体上，筋肉与骨，形成有机渗融结构体。

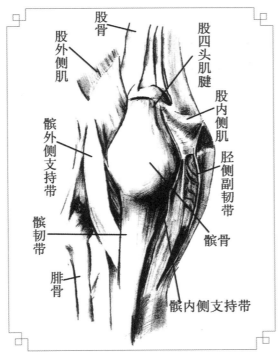

股外侧肌 股骨 股四头肌腱 股内侧肌

髌外侧支持带 胫侧副韧带

髌韧带 髌骨

腓骨 髌内侧支持带

图 3-29 膝关节筋骨渗融结构

三、肌肉与神经渗融结构特点

本节所说的肌肉与神经渗融结构，主要是阐述横纹肌与神经的渗融结构。由于肌肉是人体动态活动的主要工具，机体每个活动动作，都必须具备肌肉与神经的协调。即神经支配肌肉的协调动作，既是人体动态活动的组织结构单位，又是人体动态活动的功能单位。这便是人体结构与功能统一的具体体现。由于人体动态活动的内容及类型很多，故肌肉与神经协调的活动范围，非常广泛。肌肉与神经协调完成机体所需求的活动动作，二者都分别具备各自的结构装置。例如，肌肉具备本体感受器，在肌肉发生牵引、伸展及收缩等的动作之时，机体便了解肌肉的活动情况及机体的体位，并随着动作的变动需求，加以调整。在神经支配人体运动动作方面，是由神经轴突的运动神经末梢终板，伸延到肌肉的肌腱及肌膜，与肌肉的有关组织融合构成"腱梭"与"肌梭"，二者统一完成人体的自主运动形成各种动作（图3-30）。

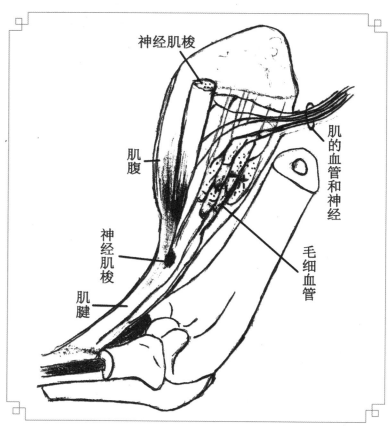

图 3-30　运动神经终板与肌膜及肌腱形成的肌梭及腱梭

肌肉的伸缩运动要听从神经指令。运动神经终板与肌肉及肌腱渗融结构形成的腱梭与肌梭，是实现神经对肌肉指令的组织结构体。

四、皮肤与神经渗融结构特点

皮肤与神经渗融结构是人体组织渗融结构体系中的一大类别。由于皮肤分布于人体的表层，面积宽广，而且是人体的第一道防线。因此，神经末梢分布

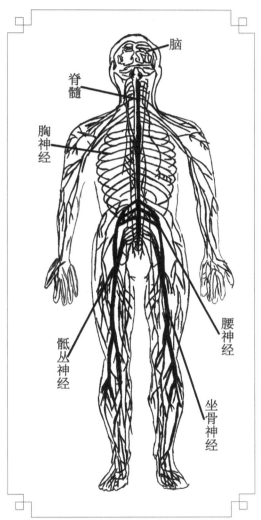

图 3-31　神经系统全身分布情况

人体神经系统包括由大脑及脊髓组成中枢神经系统及由大脑发出的脑神经及脊髓发出的脊神经和自主神经组成的周围神经系统。

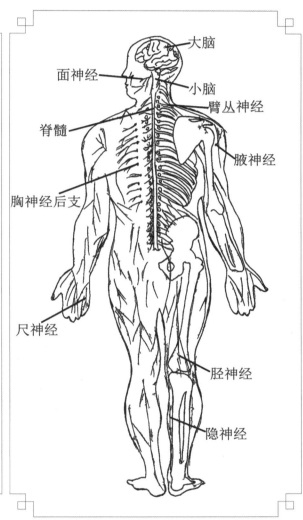

图 3-32　神经系统支配人体筋肉系统状况

本图显示人体周围神经都于筋肉中穿出，说明周围神经与筋肉具有密切的渗融结构关系。

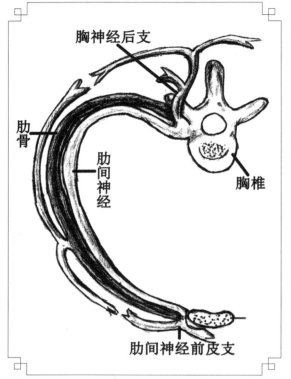

图 3-33 胸神经

胸脊髓节段发出神经穿出椎间孔后，分为肋间神经及胸神经后支。肋间神经支配胸廓肌肉及皮肤；胸神经后支支配背肌及背部皮肤。

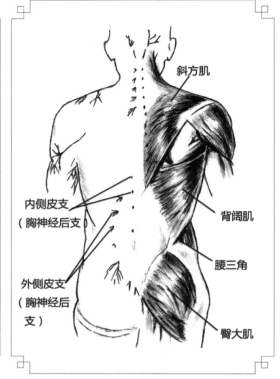

图 3-34 胸神经后支支配背胸部

图为胸神经后支分布于背胸部的分支示意图，本图显示出，针灸位于背腰部的脏腑穴位，具有深远的医用价值。

于皮肤的面积，也相应地广泛。据资料介绍，人体手臂上，每平方厘米就包含着25cm长的神经；有1800个神经末梢，120个痛点，2个冷点，9个热点，15个压觉点；人体具有触觉、压觉、温觉、冷觉、痛觉等，是人体庞大的"感受器"的器官的不同感受。因此，当皮肤组织或皮肤的神经的前哨阵地发出不同的信号，就会出现相应的皮肤病症表现。临床常见的皮肤与神经渗融结构的病症，常见是"皮肤卡压综合征"。值得提到的是，由于分布于皮肤的末梢神经，是来自人体的脊神经的末梢结构。故皮肤神经末梢的病变发生的特点是 ① 分布广泛，全身皮肤的任何部位，都可以发生"皮肤卡压神经"的病症；② 皮肤卡压神经期间，向中枢神经传入过程，可以伴随同路肌肉及肌筋膜等病症出现；③ 皮肤神经卡压综合征出现，病者常有痛感部位的错觉（图3-31～图3-35）。

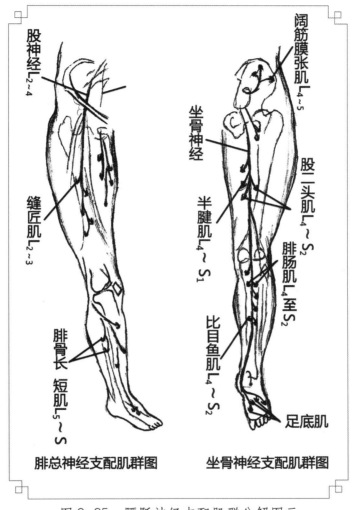

股神经L_{2~4}

缝匠肌L_{2~3}

腓骨长 短肌L₅～S

阔筋膜张肌L_{4~5}

坐骨神经

股二头肌L₄～S₂

半腱肌L₄～S₁

腓肠肌L₄至S₂

比目鱼肌L₄～S₂

足底肌

腓总神经支配肌群图　　**坐骨神经支配肌群图**

图 3-35　腰骶神经支配肌群分解图示

为腓总神经分支支配大腿外侧肌肉图示及坐骨神经支配臀腿肌肉的分支图示。

五、经筋与血管渗融结构特点

筋与神经、血管，是在胚胎时期人体组织分化的产物。神经、动脉及静脉3种组织在人体内外，多形成三者并联随行的格式。这种格式，不仅显示神经、动静脉的结构特点，而且显示其三者对人体具有功能协调作用的机制。在生理情况下，经筋组织起着维护神经、血管的通行调达作用。神经、血管，从其主体分离向肢体循行沿途多遇到崎岖乃至曲折渠道。例如，神经、血管要通过经筋的分肉、经隧及筋纽等部位时，如若肌筋处于正常生理功能，则不至于受到干扰，假若肌筋发生病变，出现挛缩等状态时，神经血管循行途程便受到干扰。这便是肌筋病变累及神经血管病症出现的筋性因素致因。深究经筋疗法这一新课题，从中发现经筋组织病变成为神经、血管致病的筋性成因，是医学领域中的一个新成果（图3-36、图3-37）。

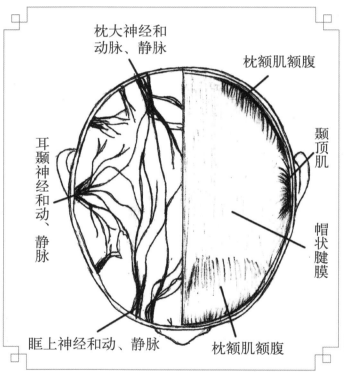

图 3-36 头部神经、血管分布

图为头部神经、动脉、静脉三者从眶上区、颞区、耳后区以及枕区输出。

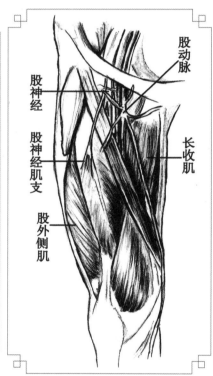

图 3-37 腹股沟神经及动、静脉分布

图为腹股沟部股神经、股动脉及股静脉并行向下肢输出。

六、人体组织渗融结构特点总结

1. 脊髓发出的脊神经分支很多，它分别要达到所支配的区域，以支配区域的肌肉及皮肤等的生态活动。这是一段漫长之路，而且每条神经循行的路程，各不相同。这种人体结构的生理复杂状态，便会造成人体病症的复杂化。经筋学说将神经组织与筋性组织的渗融结构，比拟为人的"集成电路"。

2. "集成电路"的结构当中，虽然电路器件的质量决定"集成电路"的性能，但在人体的神经，无论其神经功能具有何等的优良品质，它仍然不免在与筋性组织的渗融结构当中，受到筋性组织的干扰。例如，神经穿经肌肉、组织孔隙、隧道、分肉、筋膜、筋纽等时，虽然神经质量完好，但在筋性组织发生病变情况下，筋性组织发生的痉挛及强烈收缩，势必对神经功能发生负面影响。经筋疗法注意到筋性组织对神经影响这一课题对提高医疗质量，具有特殊医用价值。

第四节　人体动态活动结构模式

人体动态活动内涵很多，包括人体生命动态活动、新陈代谢活动、生殖繁衍后代活动等。经筋疗法所论述的人体动态活动，主要是人的躯体活动，即人体在中枢神经指令下的筋与骨的活动。由于人体是站立的节段性结构体，人与爬行动物活动区别很大，具有人体自身活动诸多特征与特点。深入研究人体活动基本结构特点及其生物力学机制，对于了解人体筋肉系统病变发生规律与机制，提供经筋医疗诊治人体筋性疾患的思维导向及施治方法，显得特别重要。

一、人体骨架节段性结构

骨骼系统，是人体动态活动的坚强支架，它与人体的筋肉融合构成人体活动的钢梁，起着保证人体活动全过程的稳态作用。因此，了解人体骨骼系统、筋肉系统及人体的三大节段性结构特点，是认识及掌握人体动态活动的结构基础。现将人体骨骼系统节段结构、筋肉系统节段及人体节段结构，分别以图示标记如下（图3-38）。

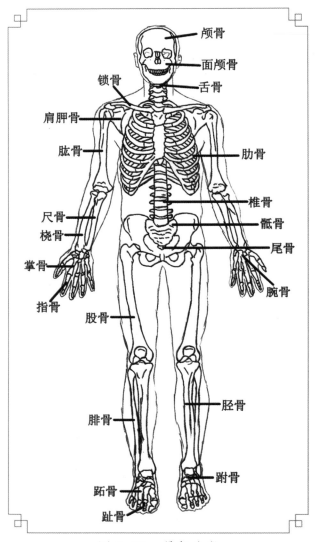

图 3-38　骨架分段

二、人体动态活动生物力学

人体是宇宙空间地球表面上从事生息劳作的物体。因此，人体的动态活动，受到宇宙空间的物理性力学的制约，人体适应宇宙空间的物理制约，称为人体的天人地合一。人体若不能适应宇宙的物理学制约，便不能在地球获得生存条件。因此，人体生物力学具有与天体适应的内涵，同时具有人体自身动态活动的生物力学内涵。本章节着重叙述人体自身动态活动的生物力学内涵。

1. 人体静态站位、坐位、卧位时的重心垂直力线

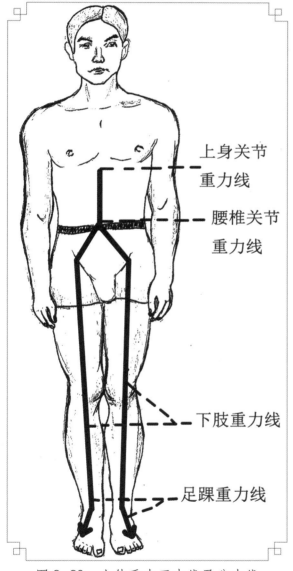

（1）人体静态站位时的重心垂直力线，上身力线垂直到达腰骶关节后，分为两条垂直力线向下肢传送，最终于两足部的足跟终结。人体静态站立所受到的垂直引力线的静拉力受力面最小，容易产生伤筋，如图3-39所示。

（2）人体处于坐位体态时，因坐姿的姿势不同，人体所受到的重心垂直引力线也不同，由于受到引力线的作用，人过度久坐也产生人体筋性劳伤，引发隐性肌筋"隐筋症"，如图3-40～图3-43所示。

图中标注：
上身关节重力线
腰椎关节重力线
下肢重力线
足踝重力线

图 3-39　人体重力正中线及分力线

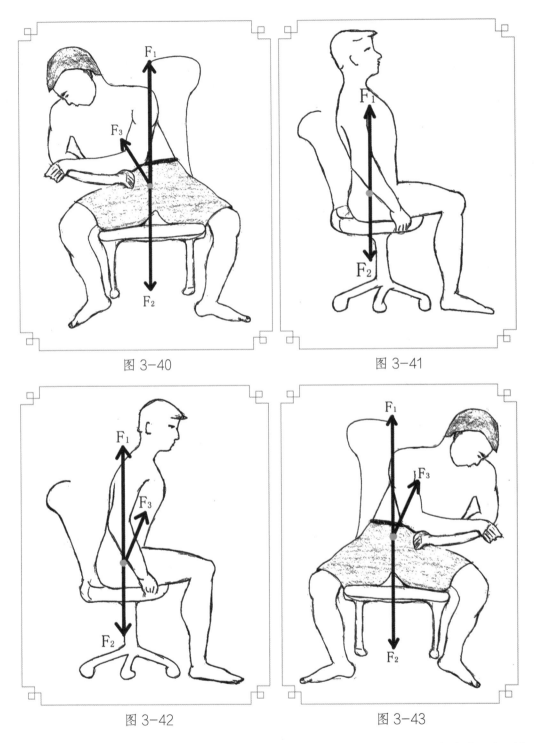

图 3-40

图 3-41

图 3-42

图 3-43

图3-40~图3-43中，F₁均为反作用力，F₂均为作用力，F₃均为各图F₁的一个分力。

（3）人体处于静态卧位时，静拉力受力面积最大，人体不宜产生静拉力损伤。（图3-44）

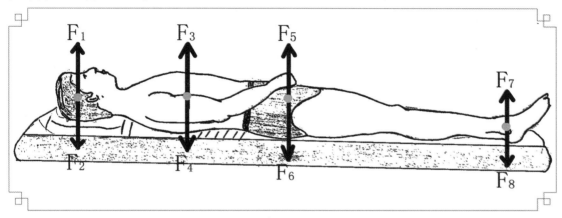

图 3-44

图3-44中，F_1、F_3、F_5、F_7均为反作用力，F_2、F_4、F_6、F_8均为作用力。

2. **人体站位劳作操作力学**　人体站位劳作，足跟是受力的终末支撑点，上肢是劳作的工具，躯体是衔接手至足的劳作力学作用结构。依照人体的手为操作力，上身为连续支持力、两下肢为分力的力学结构，构成力的大小、方向和作用点的力学三要素。因此，人体劳作动态活动，就是人体的力学运动。按照力学定律：人的操作活动，人是施力物体，被操作的对象是受力物体；同时，力的作用是互相的，当一个物体受到作用力时，同时也对施力物体施加了反作用力，且作用力和反作用力大小相等，方向相反的物理原理，人体的操作活动，不应只把它作为人体物理学的一般了解而已，还要对人体动态活动的力学，加以研究分析，以便医者进行临床诊断时进行鉴别诊断。

3. **人体劳作活动杠杆原理**　人体生息劳作活动，实际上是人体在大脑统率下的人体肌筋劳作活动。它充满着人体物理学的丰富内涵。杠杆原理，适用于人体动态活动的解释。因为人体劳作活动，存在转动轴至力的作用线距离（力臂），人体动态活动产生扭力，扭力往往不都是在同一个直线上，又存在支点及力和力臂的乘积关系（力矩）等；因此，当人体进行动态活动过程当中，由于体位不正或超阈限劳作运动时，经筋容易产生劳伤或劳损形成筋结"病灶"（图3-45~图3-47）。

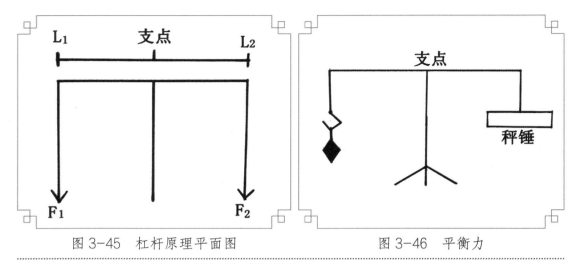

| 图 3-45　杠杆原理平面图 | 图 3-46　平衡力 |

力学内容：①力可以使运动的物体停止，可以使静止的物体运动；②力可以使物体速度的大小、方向发生改变；③力还可以使物体发生形变；④力除了大小、方向外，力的作用点也会影响作用效果。⑤力矩的单位是牛·米（N·m）；⑥力对物体的转动作用决定于力矩的大小；⑦杠杠原理具有 3 个作用的结局：a.省力结局；b.均衡力的结局；c.费力结局

① 足部（F_2），是人体劳作的最终支持点；② 腰部是杠杆的中心支点；③ 腰至足为操作（F_2）力矩；④ 人体劳作时，要负担两个重力：a.是负担自身的重力；b.是负担受力物体的位置变动，故人体的劳作，费力很大。

人体生物力学原理归纳总结：以人体站位的操作活动，运用生物力学原理比对分析，人们在日常生活劳动过程中，无论是站立式工作，还是坐位式工作，或是各种各样的运动，都无法避免我们自身所产生的作用力，以及我们所处环境对我们身体所产生的反作用力。同时人体劳作时，要负担两重力，既要负担自身的重力，还要负担受力物体的位置变动所产生的

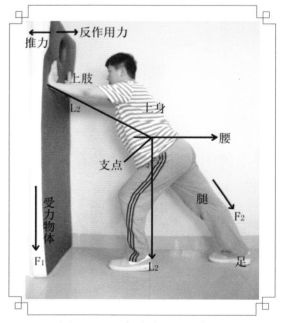

图 3-47　杠杆原理立体图

反作用力，所以我们工作是属于费力劳作的活动。故人体劳作，容易导致人体肌筋劳伤；错误的体位在劳作或运动时，马上出现伤筋性"筋结"病灶；所以熟知壮医经筋疗法生物力学原理，就能够迅速准确地判断出"筋结"病灶部位，为诊断及治疗提供帮助。

第四章
经筋病症临床表现及检查方法

第一节　经筋病症的临床表现

经筋病症临床表现，包括它的症状及体征，在这两个表现之中，又有一般表现与特殊表现之分。

一、经筋病症的一般症状

以肢体或躯体出现酸胀、重滞、困倦、疲乏、发麻、疼痛、麻痹、乏力感及不同程度的功能障碍为主要常见症状。

二、经筋病症的特殊症状

经筋病症特殊症状，系指经筋病变形成的"筋结"病灶体，产生对机体的恶性刺激，以及病灶挛缩产生牵引性、牵涉反应、卡压性、累及性与演进性、收缩失均衡性、症状类似性等的临床症状表现。简而言之，经筋病症的特殊症状，一是由于人体经筋组织病变形成的"筋结"病灶的挛缩，对机体产生直接影响的病症症状表现；二是由于筋性组织病变形成"筋结"病灶之时，产生对机体"筋外"性其他组织，例如，骨骼组织、神经组织、末梢血管、微循环、淋巴、腺体、脏腑、五官，乃至人体整体产生的牵涉性反应、牵张反应、压迫性反应等出现的特殊症状表现。经筋病症的特殊症状表现，是临床上非常常见的症状表现。但由于这种特殊症状，用目前的医疗检查方法，尚缺乏确切有效的鉴别能力。因此，筋性组织病变与人体其他组织病变形成的渗融性与混淆性，无论在中医领域或西医领域，都仍然是一个未能获得解决的问题。经筋疗法，借助于经筋知识及其创立的经筋"筋结"病灶检测新方法，能够确切而有效地将它识别，从而使经筋疗法成为新的医疗特色。例如，骨骼肌疼痛综合征，这个病症，若以神经疼痛采取医疗措施，就是镇痛，即治疗神经的医疗方法；若从肌筋收缩压迫神经而引起疼痛，就应从解除肌筋的痉挛的治病方法入手，这便成为两种不同的治病方法。经筋疗法的大量临床实践已经证明，解除肌筋痉挛，使神经免受卡压而获得止痛，比针对神经的镇痛治病方法更具特色。现将经筋病症出现的特殊症状表现，择举如下。

1. 筋性疲劳综合征　由于人体的皮、肉、筋、脉及肌、筋膜、韧带等发生挛缩，导致全身性重度疲劳感，伴有头晕头痛、情志异常、失眠多梦或嗜睡、纳呆、胸腹不适等症状出现，但临床化验及相关检查，均呈阴性的病症表现，称为筋性疲劳综合征。

2. 筋性眩晕症　由人体肌筋收缩失衡及产生牵引性反应所致。尤其是头颈及颞部肌筋伸缩失衡，致使患者感到头晕摇晃感，但无旋转性眩感，一般无恶心呕吐症状，体查可在头颈及颞筋区查及"筋结"病灶，予消灶解结治法，速获病症消除。

3. 筋性视力降低及阵发性矇视　由于眶隔及颞筋区的肌筋挛缩，牵涉到眼球的肌筋生理失衡，导致患者视力降低或伴阵发性矇视症状，严重的甚至出现眼睛眶隔周围神经麻痹症状。青少年疲劳过度或伴有受凉之时，易于激发症状出现，眼科有关检查除视力降低外，无特殊发现。用理筋消灶法施治，可获临床治愈。若教以自我调理方法，可获根治，久而不复发。

4. 气病中的筋性病变　肝气郁结出现的胸胁苦满，肾气亏虚发生的腰酸腿软，脾胃虚弱出现的消化功能降低及大便失常等，皆具有可查的筋性病变阳性体征，称为气病的筋性病症。予以理筋方法施治，疗效突出。

5. 筋凝症 系指肌筋长期挛缩形成的"筋结"病症，类似现代医学所称的肌凝块症。常见于颞肌、冈上肌、冈下肌、腰肌、小腿腓肠肌外侧头及内侧头、胫前肌等。它既成为人体常见不明原因性的症状出现，又成为人体顽症痼疾的常见筋性致因之一。予消灶法施治，不仅获得临床症状解除，而且具有根治性的医疗效果。

6. 隐筋症 病症的医疗实质，是筋性病变，但它隐蔽于人体，目前的中西医医疗手段，皆未可查明，致使它成为长期隐伏于人体的隐患。当人体生态环境变化或隐蔽性的筋质病变，达到一定致病程度之时，隐蔽症开始暴发。隐筋症是大量潜伏于人体的隐患之一。例如，慢性腹痛，可查到腹缓筋病变的阳性体征；慢性偏头痛，可查到筋性阳性体征等。用理筋法，可获治愈。

7. 筋性类似病 筋性类似病的主要特点，是疾患的症状表现方面，同临床上的某种疾病症状非常相似，但有关医疗的检查结果，都属阴性；临床表现的症状与检查的结果脱节，造成医者无所适从的局面。例如：筋性类冠心病、筋性神经官能症、筋性类肾绞痛、筋性肋端综合征等。用理筋疗法，可获得治愈。

8. 筋性冷感及冷症 由于人体肌筋的挛缩，导致经络运行受阻，患者出现明显的冷感，全身冰冷，甚者出现四肢末端微循环失调，乃至炎热的夏天，仍然需要穿上毛衣来保暖。这种深度虚弱的病症称为冷症。予理筋方法，可获得治愈。

9. 筋性痛症 人体的疼痛症状表现，是人类五大生命征象的表现之一。虽然从组织的分类上，疼痛属于神经受刺激反应的症状表现，但按神经系统病症症状，给予镇静镇痛的治病方法，疗效欠佳。经筋疗法，在临床实践中，探索到人体常见的颈肩腰腿痛、偏头痛、坐骨神经痛等，及存在筋性组织挛缩和卡压神经末梢所致的疼痛病例，甚为常见。予消除筋性组织对神经卡压的治病新方法，获得人们意想不到的医疗效果。故称为"筋性痛症"。

10. 筋性累及症 包括经筋系统病变本系统的自身累及、经筋系统病变累及其他系统和其他系统病变累及经筋系统等多重内涵。例如，颈侧少阳经的经筋病变，可以累及头项及上肢，出现偏头痛及肩臂综合征；背部的足太阳经的经筋病变，可形成"心胸相引"的胸前区病症；腰部的肌筋病变，累及臀腿病症出现；人体的经筋系统病变，累及人体其他系统组织病症出现等。

11. **筋性后遗症** 指中风后遗症及神经系统病变发生期间，导致经筋系统组织受到累及，而神经系统病变已经获得转机，但受累的筋性病变，仍然未获得调理，于是临床出现神经病症症状与经筋组织病症症状混淆的医疗现象。对于这种医疗现象，医者必须分清单纯的筋性后遗症，或者神经与经筋并存后遗症的界限，否则，便产生将单纯的筋性后遗视作神经后遗来加以处理，其结果是容易导致只治疗单纯的筋性后遗症，而忽视了其他疾病的治疗。

12. **筋性紧张综合征** 广泛性的肌性、膜性劳伤，导致肌筋挛缩反应，加上患者对反应的敏感，临床上便可发生筋性紧张综合征。例如，骨骼肌紧张综合征、肌筋膜疼痛紧张综合征等。据称，美国约有1/3的患者，患了紧张综合征相关疾患（SRDS）。由此可见，筋性紧张综合征，在人群中相当普遍。用理筋方法调理，可获得机体功能平衡，进而思维趋于平衡的医疗效果。

三、筋性病症症状总括

筋性病症症状，非常广泛，全科医疗中的各科医疗，都具有筋性病症症状的参与。这是由于人体经筋系统，广泛分布于人身体的每个角落，与相关组织在生理上形成渗融性结构，在病理状态下，形成病变互相渗融、互相影响的结果。医学上，虽然将人体的疾患，按组织系统及治疗方式方法，分为内、外、妇、儿、骨伤、五官、口腔等专科，但各个学科，都离不开人体的组织及器官来从事医疗活动。经筋学的经筋系统，是渗融到各个学科的庞大组织系统。只要人体经筋组织发生病变，相应的学科便存在筋性致病的致因及筋性病变的病症症状出现。但由于我国经筋系统迟缓发掘，各个学科的筋性致因病症，究竟所占的比例有多少，医学界上未有统计数字，经筋系统自身，仍然处于发展历程，也未具备完整的统计数目。然而，经筋系统的大量临床实践证明，经筋疗法临床应用效果是显著的。

第二节 反应性经筋病症临床表现

一、反应性经筋病症内涵

反应性经筋病症，系指人体经筋组织在发生慢性积累性劳伤基础上，受到异常气候变化干扰，或机体生态变异，激发经筋病症发作，出现经筋病症临床症状，同时伴存有机体反应性病症的症状，形成经筋病症症状加重和机体反应性病症的症状并存的医疗状态，称为反应性经筋病症。

二、反应性经筋病症临床表现特点

1. 机体受凉，是临床上难以绝对避免的人体生态过程　由于一天24小时的温差变化较大，尤其是夜间的温度较低，当人体在熟睡期，血液循环降低，气温又较低时，机体的受凉便从中发生。若患者醒后，自感轻度头晕，身体疲倦或沉重，精神不振，便是机体受凉的征兆。不一定出现打喷嚏、鼻塞及发热等典型上呼吸道感染症状，才属于机体受凉之列。这时，如若患者机体早已积累有肌筋劳伤的筋性病症，便由于寒性收引、热胀冷缩的物理学原理，激发肌筋病症的发作，出现肢体沉重、关节疼痛等临床症状。对于受凉的反应性经筋病症，临床上，既要治疗机体受凉，又要医治肌筋病症，二者并治。

2. 上感反应性经筋病症临床症状表现特点阐解　上感，即上呼吸道感染的简称。上感反应性经筋病症，是临床常见的经筋病症。它既具备上感病症的症状，例如，咽喉发痒、咳嗽、胸前不适、身体疲倦等；同时，又有感觉肢体疼烦、关节酸痛等上感诱发经筋病症，两者病变并存。其显著特点，是机体处于高敏状态，颈咽部及上胸，可以触察到较多的"扳机点"，具有一触即发生咽喉不适及咳嗽等特点。对上感性经筋病，既要治疗控制上感，又要实施理筋治疗筋性病症，双管齐下，疗效甚优。

3. 更年期综合征反应性经筋病症临床表现特点　更年期综合征，常见于50岁左右的女性，近年来，男性更年期综合征也被在医学上提出。现代医学，以患者性激素改变，作为引发本病症的主要成因加以解释。经筋疗法，发现本病症具有广泛性肌筋阳性体征并存。多数病例，采用理筋疗法施治，疗效显著。可见，理筋疗法不仅能够消除患者的躯体症状，同时具有调节激素平衡的特殊作用。故多数病例，只采用理筋调节疗法；少数病例，适当加用调节性激素的治疗措施。

4. 糖尿病反应性经筋病症临床症状表现特点　糖尿病，是胰岛素分泌失调的内分泌系统疾患。除具有血糖、尿糖增高等特点以外，其经筋性病症并存者，甚为常见。经筋疗法，采用理筋疗法，加以调治，收效满意。重点调节的部位，是患者冲脉下肢节段、腰节段及胸腰节段。其主要机制，是下肢、胸腹及冲脉疏通，促进胰腺生态环境平衡，恢复了其分泌胰岛素的正常功能。

5. 自主神经紊乱反应性经筋病症临床症状特点　自主神经紊乱反应性经筋病症，临床甚为常见。其中以交感神经紊乱反应性经筋病症更为多见。患者主要的症状表现特点，是躯体广泛性肌筋疼痛，但定位性的疼痛位置，患者多不能明确认定；疼痛敏感度为相当敏感，似乎全身所有的部位都处于疼痛的感觉；伴有情绪兴奋，肢体潮红，四肢末端血脉淤滞等。通过经筋疗法，查灶发现，患者的颈部节段，特别是颈部两侧，经筋形成的"筋结"病灶，尤其明显。采用消灶理筋施治方法，收效显著。

6. 躯体半边身末梢神经卡压反应临床症状特点　躯体末梢神经卡压反应出现的患者自觉半边身麻木、重滞、困乏、疲倦等，但肢体运动功能正常的临床特殊症状，医疗上并非罕见。患者年龄，不受限制，有青少年学生，也有中老年人，不分男女，皆可得此病。起病前，多有半边身经筋劳伤征兆，遇到不自觉的受凉之后，症状逐步出现，医界多考虑为中枢神经病变，但运用多种医疗检查手段，均为阴性反应。面对这种情况，患者及家属不知所措，心情负担很重。经筋疗法通过运用"经筋查灶法"检查，查明经筋病灶分布规律后，予消灶理筋方法治疗，收效显著。

7. 产后反应性经筋病症临床特点　产后反应性经筋病症，临床非常常见，民间称为"产后风"。临床症状表现相当复杂，既有产后身体虚弱的症状，又有外邪入侵机体反应症状；更有在经筋劳损基础上，出现产后反应性肌筋病症症状。3种病症症状互相混淆，互相干扰，互为因果。单纯采用某一种医疗方法，在病情界限划分不清、治病主次不明的情况下，患者多方求治，终未收效。经筋疗法从患者产前已经积累了慢性伤筋征兆，产期机体处于突变时期，激发经筋病症发作的机制考究和检查发现，患者经筋病症广泛而深伏的特点出发，采用理筋消灶施治方法，从经筋舒通，血脉流通，获得全身舒适基础上，调动病人潜在抗病能力，收到显著医疗效果，充分体现出"非药治病胜药治"的医疗特色。

三、经筋病症体征特点

1. 经筋病症体征基本内涵　经筋病症体征，又称经筋"筋结"病灶体征，简称经筋病灶体，是经筋疗法通过研究人体筋性组织的节段结构［（尤其是肌肉两端附着点A—B点的结构特点）图6-1］，并将经筋组织作为经络反应的载体应用于临床实践，从中揭示出经筋"筋结"病灶体是导致人体筋性病症及人体多种疑难病症发生的筋性因素致因的医学新内涵。简而言之，经筋"筋结"病灶体既是经筋病症的体征表现，又是人体难治病筋性致因的双重结构体。它的治疗应用价值一是经筋"筋结"病灶体，具有反映人体筋性疾患的客观指征，提供医疗可以触察检查的客观依据；二是经筋病灶体，具有卡压人体其他组织医疗上是未能完全弄清楚的多种疑难病症。因此，经筋"筋结"病灶体征，具有医治人体筋性病症及难治病的双重医用价值。

2. 经筋"筋结"病灶体征类型　由于人体经筋组织结构庞大，成分复杂，分布广泛，故经筋病灶体征，具有临床多种类型的特点。现将其临床常见的11种"筋结"病灶类型分述如下。

（1）增粗增厚型"筋结"病灶：好发于头顶外侧、下肢外踝后侧及腓骨长短肌的肌腱等部位。病灶呈现出头皮及肌腱增粗增厚征象，采用掌弓手或肘臂法，可以触察得到。触及病灶体征分布的部位时，患者感觉到明显的异常触压感。经筋组织结构异常、医者触及异物、患者产生特殊感觉，三者结合，确认为"筋结"病灶体征阳性反应。

（2）微粒型"筋结"病灶：好发于手指关节背侧、足趾及足跖背侧、背部浅筋膜、背肌筋膜、膝关节副韧带、髌韧带、足踝韧带等部位。病灶是呈芝麻样、绿豆状的微小颗粒，质地较紧实，触察时，异常感的反应相当敏感。微粒型病灶，多由肌梭、腱梭、籽骨及韧带的肌筋及神经末梢聚结而成，具有典型的筋与神经末梢两种组织联合结构的特点。

（3）线性与薄片状"筋结"病灶：好发于颈后、颈侧、背部浅筋膜、胸骨骨膜、肋骨骨膜、肋弓骨膜等部位。触察时，可以明显地触察到线样薄小片状的病灶体，触感反应明显，多为人体浅层的薄肌、相应部位的浅筋膜组织病态反应。经筋疗法对医治肌纤维炎、浅筋膜非菌性炎症，具有"非药治病胜药治"的特殊医疗效果。

（4）颗粒型"筋结"病灶：颗粒型病灶，广泛分布于人体肌肉A—B点的"尽筋"上。由于人体共有3000多条肌肉，因此，颗粒型病灶在人体的分布，是人体最常见的经筋病灶穴位，病灶呈花生米样、玉米样大小，质地坚实，其中存在灶中灶的敏感性微粒，经筋疗法专找灶中灶的微粒，加以消灶治病，临床医疗效果突出。例如，肱骨外上髁的6条肌肉附着点之中，可能只有1条肌肉的A点损伤，予消灶施治1~2次，即可治愈。又如，许多被诊为膝关节半月板脱出的病例，经筋疗法在膝关节周围找到损伤的肌肉A点阳性病灶，予消灶理筋治疗，避免了开刀治疗。

（5）索样型"筋结"病灶：索样型经筋病灶好发于背部竖脊肌、上肢屈肌群及伸肌群、下肢小腿屈肌群及伸肌群等部位。病灶呈索样，肌腹与肌腱存在明显界限；在前臂肌群桡侧于肌腹与肌腱衔接部位，常见颗粒性病灶，界限分明，敏感度很大，具有"扳机点"医疗性质；在小腿内侧的胫骨内缘及小腿后外侧的腓骨后缘，分别存在两条索样病灶，当这两条索样病灶发生强烈挛缩时，患者的步行便受到限制，乃至步行艰难。

（6）梭型"筋结"病灶：好发于冈上肌群及冈下肌群、臀部肌群等部位，病灶呈梭型，其"筋结"病灶，除了肌肉的A—B点之外，尚存在肌与肌之间的肌间隔膜病灶，病情严重，肌群形成融合性的结聚团块，久而久之，肌肉萎缩。

（7）薄块状"筋结"病灶：病灶呈薄片块状，好发于颅顶的前额区、口腔的两颊区、头后侧区、腰部的胸腰筋膜区等。病灶质地坚结而发紧，病灶形成的早期，患者多觉得局部具有局部异物的牵拉症状，病变后期，局部神经麻痹，患者反而自觉症状减轻。

（8）结团块状"筋结"病灶：病灶好发于小腿的中、下段。检查时，病灶呈肌群凝聚一块的手感，患者主要的感觉是小腿后侧发紧、困倦、重坠、乏力，不听从指挥等。如若腰臀部的肌筋病变较轻，则患者的走动步态尚未明显受碍，反之，腰臀肌筋阳性病灶同时明显，患者便呈现腰腿疼痛的连锁病症出现。

（9）网状型"筋结"病灶：病灶好发于前臂的掌侧面及小腿的内侧面。病灶呈网状型分布，即病灶区的3条病灶线已被打破，三线之间的病灶界限相当模糊，而代之呈现的是网状性的病灶网。用手触检查时，网状病灶敏感度显著增高。患者主诉，上肢前臂疼痛日久，多方医治，未见奏效，或下肢麻木伴肿胀出现。一般极少见上下肢同时发病的病例，多以上肢或下肢的病变前来就诊。经筋疗法对于网状病灶调治，疗效突出。

（10）瘀血型"筋结"病灶：常见于头顶侧部、颞区及下肢。头顶侧部的瘀血病灶，病灶如鸟卵大小，波动感明显，运用固灶行针法对病灶行针穿刺，病灶自动溢出瘀血；瘀血溢出后，患者甚感舒服。颞筋区的瘀血型病灶，多呈静脉丛形式的怒张表现；下肢的瘀血型病灶运用经筋疗法的理筋治疗塌方的治病方法，可取得治愈下肢静脉病变的医疗效果。

（11）塌方型"筋结"病灶：经筋疗法所称的塌方型病灶，是指肌肉强烈而持久的挛缩状态，导致深伏于肌肉下面的动、静脉及神经受到塌方式的卡压，出现血管及神经受压的相应症状表现。例如，胸锁乳突肌、股内侧肌及小腿腓肠肌的外侧头，都会发生塌方式的病灶，卡压深伏于其肌肉下层血管及神经，出现相应的病症症状。解除肌肉及筋膜对神经血管的卡压，已经成为经筋疗法治愈多种疑难病症的常用医疗方法。

第三节　经筋"筋结"病灶所致人体畸形病症特点

经筋"筋结"病灶，是人体经筋组织病态下发生聚结与挛缩的产物。它除了使人体产生多种经筋病症的症状以外，由于挛缩状态的筋结病灶，具有强烈的牵拉引力、张应力及收缩力，这种多种物理性质重叠组合之力作用在人体上，还可以导致人体躯体及肢体发生人体结构性畸形及功能性障碍，属于人体自身组织器官损害而发生的人体病变。临床上对这种病变，进行修复才能收到满意的医疗效果。若对器官的结构及病变发生机制缺乏认识及理解能力，采用脱离人体自身器官病变的治疗方法，所获得的医疗效果微乎其微。现将经筋疗法在临床实践中积累的经筋"筋结"病灶导致人体畸形病症发生特点及其处理原则，简述如下。

一、经筋"筋结"病灶所致手指关节畸形特点

手是人类劳动的"工具"，手指关节的伸缩活动功能，是实现人体从事生息劳作的保障。手指关节的骨与骨之间，由静态筋性组织的关节囊及微韧带联结，起到固定关节的作用；再由前臂向手指延伸的屈肌群及伸肌群，行使手掌的握、捏等活动。手指静态结构与动态结构的筋性组织，在神经支配下，动作协调，完成人类生活、学习及劳作的所有工作。人的每只手有29块骨头，19个关节，由123条韧带联结，有35条肌肉牵引，在25cm^{2}的组织结构上，有48条神经控制，分布着1800个末梢神经，120个痛点，30多条动、静脉及众多的微血

管。当人体在从事体力劳作时，人体手的骨骼、肌筋、神经及血管，都处于整体动态平衡的活动中。当手的劳作处于"超限"时，手的任何局部组织，都可以受到伸缩性及压迫性的慢性积累性劳伤，其中最常见的劳伤病点是关节囊的远端及近端；同时，指关节背面籽骨联结的微筋，亦受到累及性劳伤。久而久之，关节疼痛、肿胀，乃至畸形便继之出现（图4-1）。

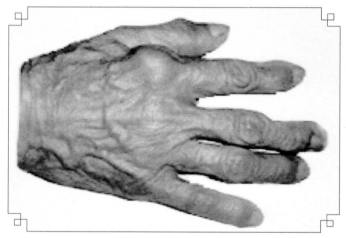

图 4-1 手指关节变形

图中可见手指关节肿胀伴有畸形，掌背静脉怒张，病灶深伏于各指关节的远端及近端。用经筋查灶法，可将病灶明晰地查明。运用消灶理筋方法治疗，可将本病症治愈。

二、经筋"筋结"病灶所致人体背胸畸形特点

人体的背胸部，是支撑人体劳作的重点区域，肌筋丰富，筋膜较厚，由胸神经后支支配。胸神经由胸椎椎间孔穿出后，胸前神经向前胸伸延；胸部神经后支，先支配背肌肌肉，而后由肌筋膜穿出，支配背部皮肤及后棘突。经筋疗法，对观察到人体神经活动具有保护骨膜及筋膜的特点。因此，当背部的筋膜及后棘突的骨膜，受到劳伤时，人体便出现背肌收缩，以缓解背筋膜及后棘突骨膜免于致痛，形成人体背部肌肉隆凸，出现畸形态势。如若病变只局限于背肌的保护性收缩，患者的胸椎体X线片，未见特异。但病者的背胸可呈现早期的"罗锅"体征，这是背肌劳损的"罗锅"病变，与骨质病变的"罗锅"存在

区别。如若背肌强烈性收缩，可以形成脊柱弯曲性畸形。经筋疗法，采用从筋治骨的治病方法，可将畸形的椎体自动复位（图4-2～图4-4）。

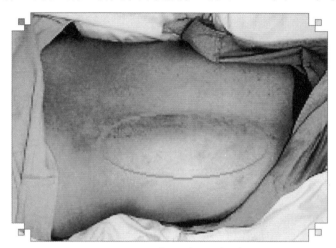

图 4-2　背肌隆凸畸形

图中可见右背部肌肉隆凸，右肋弓向后提升，右髂窝深陷，两侧不对称。

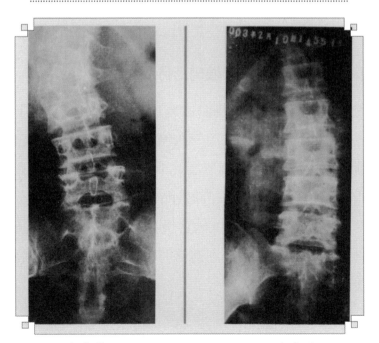

治疗前　　　　　　　　　　　治疗后

图 4-3　筋性椎体弯曲Ｘ线片及从筋治骨获得对弯曲椎体自动复位的Ｘ线片

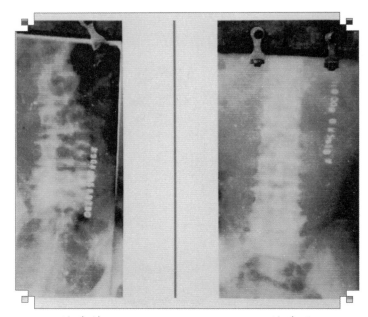

治疗前　　　　　　　　　　治疗后

图 4-4　腰椎骨质增生治疗前后 X 线片对照

治疗前，X 线片上，可见增生的骨质，密度增高伴腰椎弯曲；经治疗后，增生的骨质明显自动吸收消散，同时腰椎体的形变获得自动复位。

三、"筋结"病灶所致筋性下肢畸形特点

筋性下肢畸形，以膝关节的屈曲性畸形最为常见。经筋疗法在临床实践中，针对膝关节的筋性结构特点采用"从筋治骨"的方法，不仅收到解除关节疼痛的效果，而且，对于膝关节畸形及关节腔 X 线阴影已经消失的病例，仍然具有突出的治疗效果。现将膝关节屈曲性畸形特点阐述如下。

（1）膝关节的静态筋性结构，内容极其丰富，除关节囊及韧带的庞大结构体系以外，膝关节的筋膜结构，上连髂胫束、大腿，下连小腿，后连腘窝。膝关节的筋膜炎性病变，甚为常见。

（2）膝关节的动态肌筋结构，非常强大。其中胫骨近端，有来自大腿前侧、内侧、外侧及大腿后侧的肌群的附着点。这些骨性肌群附着点，极易劳伤，引发膝关节疼痛。

（3）膝关节的神经支配，包含皮神经及肌肉神经，来源于腰丛神经。腰丛神经的股神经、坐骨神经及闭孔神经三大神经体系，分出的神经分支支配膝关节。其中股神经分出的隐神经，行程最长，最为敏感，途中受到筋性阻滞的机会很多，最容易引发大腿内侧、膝关节及小腿内侧产生"扳机点"反应，从而导致膝关节的高敏性的病变反应。

（4）膝关节形成屈曲性僵硬化，主要是由小腿腘绳肌群的僵硬化所致。因为腘绳肌僵硬化之后，膝关节的伸肌群，只依靠髌韧带的抗衡力量，不能够对抗腘绳肌的僵化阻力。故而，膝关节的伸展动作便受到限制，形成膝关节处于屈曲状态而不能伸展。至此，如若人们只着眼于膝关节的节段局部，欲从中求得膝关节的伸展活动，难免成为只看到局部而忽略了整体的从筋辨证论治观点（图4-5、图4-6）。

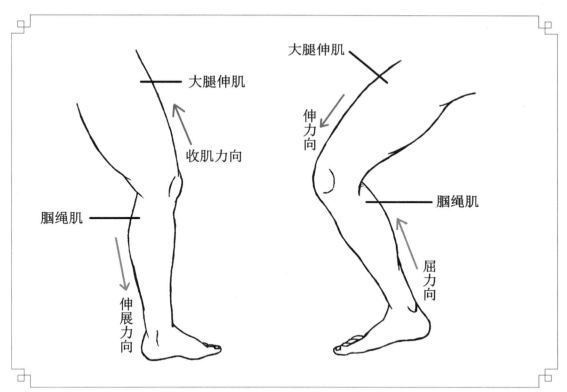

图 4-5 膝关节伸展的肌筋力向及膝关节屈曲的肌筋力向

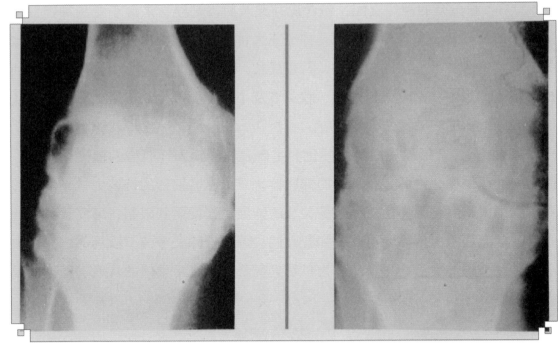

阴影消失　　　　　　　　　　　　阴影消失又重获显影

图 4-6　膝关节 X 线阴影消失重现图片

四、"筋结"病灶所致筋性下肢静脉曲张特点

筋性挛缩，导致下肢静脉回流受阻，出现下肢静脉曲张，乃至成为下肢静脉栓塞的病理性现象，临床并不少见。只要从"筋与脉并为系"的人体生理病理机制，及临床检查发现筋性体征阳性病灶的阻塞部位，便可以确认。

筋性挛缩，导致下肢静脉回流障碍，常见于小腿内侧的"筋结"病灶，膝关节内侧的"筋结"病灶，大腿内侧股内侧肌形成塌方式的"筋结"病灶。由于下肢上述的3个段落肌筋的阻塞，使下肢小腿内侧及大腿内侧的静脉回流进入下腔静脉的通路受阻，下肢静脉曲张的症状出现。久而久之，下肢静脉可以发展成为静脉栓塞及脉管炎。病变发展到这种程度，患者的下肢不仅可见到显著的静脉曲张体征，而且还可见到下肢呈现出皮肤紫黑的变色、下肢肿胀，甚至皮肤溃烂等。经筋疗法运用理筋结合中药，治疗下肢静脉曲张、静脉栓塞、脉管炎三大难治病，疗效突出（图4-7）。

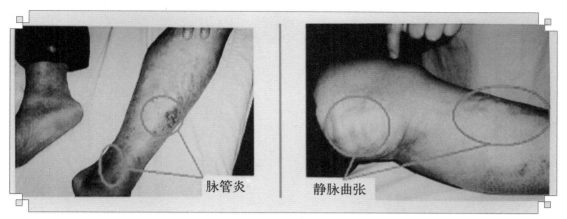

脉管炎　　　　　　　静脉曲张

足踝皮肤紫黑变色　　　　　　　　　下肢静脉曲张

图 4-7　下肢足踝皮肤紫黑变色及下肢静脉曲张

五、筋性"筋结"病灶所致人体多个节段畸形特点

"筋结"病灶所致的人体多个节段畸形病态，常见于颈部畸形、上肢畸形、腰畸形、臀腿畸形、足畸形等。临床上，除了外伤所致的畸形外，常见者有先天性畸形及肌筋慢性劳伤所致的畸形两种。先天性畸形，分为"病从娘胎起"的畸形及出生后罹患脑性疾患所致的躯体与肢体畸形。对人体的畸形病症，经筋疗法既重视脑性病变所致的人体畸形，又重视筋性病变所致的人体畸形的生理机制，从中识别出神经性畸形与筋性畸形的界限，并将脑性与筋性畸形并存做出明确的鉴别诊断。一般而言，单纯脑性及神经性的躯体畸形触诊的困难度比较大，但仍然具有明显的治疗效果。对于神经性合并筋性致因的躯体畸形首先要识别出神经性致因所占的比例多少，如若筋性致因所占比例为主，这种病例治愈的预期效果就好。关键是要充分认识筋性阳性病灶体征的类型及其分布规律，并实施具有针对性明确、定位准确、施治直达病所的经筋治疗手段。做到上述要求对于提高筋性致因所致的躯体畸形病症自然会取得好的结果（图4-8、图4-9）。

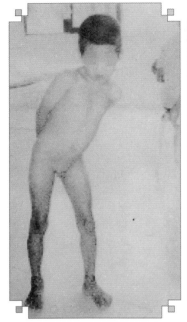

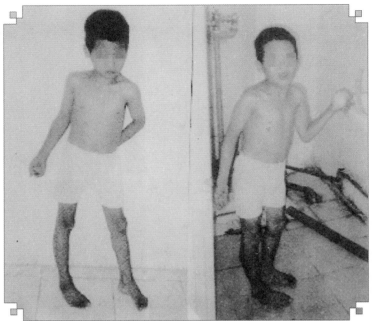

图 4-8　治疗前患儿
呈颈向右歪、右髋抬高、
下肢站位不正的畸形体态

图 4-9　经治后患儿畸形获得矫正

第四节　经筋病症 X 线及 CT 影像特点

经筋病症的X线片及CT影像，具有特殊征象表现。在使用正常（即常规）放射量的情况下，投照局部的肌筋，显示出均匀而稀薄的影像。如若局部的肌筋，显示出高浓密度的征象者，即表示该局部的肌筋，具有挛缩或钙化的病态征象。例如腹缓筋的X线片及CT影像，正常情况下，其肌质不显像，边缘及形状不突出；如若腹缓筋劳伤，发生强烈收缩，则在X线片或CT影像之中，即可见到浓密度增高肌肉的轮廓征象，甚者可见因肌筋的强烈牵引导致腰椎被牵拉而发生畸形的影像。现将颈节段、腰节段及膝关节X线及CT正常与异常图片简介如下（图4-10～图4-15）。

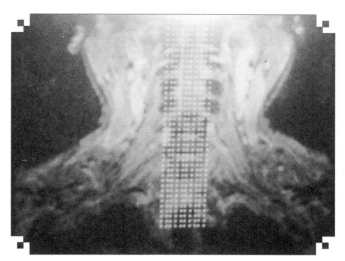

图 4-10　颈椎前后位 CT 影像

在图片上，可见到患者颈部两侧的肌筋，显示出密度显著增高的影像，同时颈部深筋影像清楚可见，反映出患者的颈椎病，波及肌筋，宜采用理筋结合治疗颈椎病的治疗方法加以治疗。

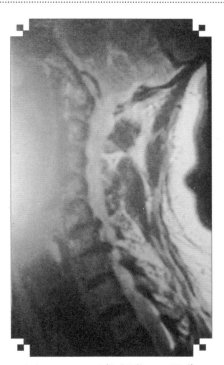

图 4-11　颈椎侧位 CT 影像

颈椎侧位图片上，除可见颈椎体及颈椎棘突影像及颈髓影像以外，还可见到患者的颈后深筋，形成三角形状的浓密阴影，预示患者后颈肌筋高度挛缩状态，临床颈椎病的症状突出。

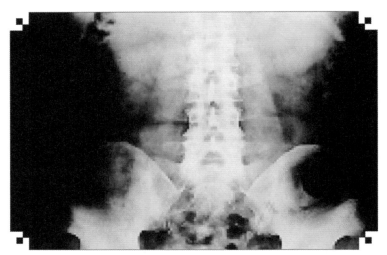

图 4-12　腰椎前后位 X 线片

X 线片上，腰大肌显示的阴影轮廓清楚，但两侧的腰大肌呈平衡状态，未见导致腰椎体弯曲及变异。

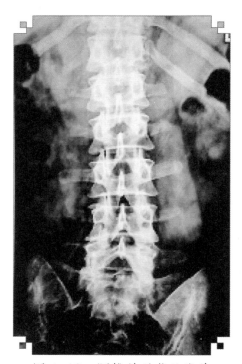

图 4-13　腰椎前后位 X 线片

图见患者腰右侧的腰大肌轮廓及界限明显，腰椎体显示出轻度弯曲，提示腰大肌劳伤病症，已经在临床上显示出症状。

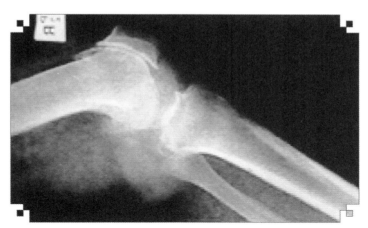

图 4-14　膝关节图片肌筋影像浓密度甚低

本病例仅表现出膝关节的轻度不适，大腿与小腿的肌筋未受到波及。

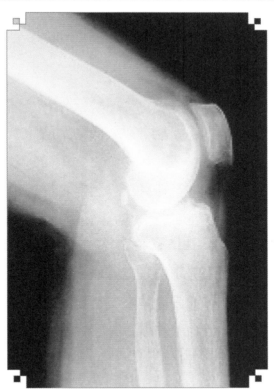

图 4-15　大腿与小腿肌筋显示浓密度增高

本病例大腿及小腿肌筋的密度显示增高，临床症状突出。

第五节 筋性因素所致人体器官及机体功能障碍特点

由筋性因素所致的人体器官及机体功能障碍的病症，临床非常常见。其表现的特点是：既有器官或机体功能障碍的症状表现，又有筋性因素所致的"筋结"病灶阳性体征。两者并存，互为因果，病症顽固，不易识别。特别是医者缺乏检查人体"筋结"病灶知识及技术的情况下，容易导致疑诊及误诊，导致患者虽经多方求医，使用过多种方法医治，但仍然病因不明，病情不解，情绪焦虑。经筋疗法面对这种病人，通过询问病史，实施躯体查灶，在病人躯体运用经筋查灶—经筋固灶—经筋消灶—多维解锁的壮医经筋疗法基本法则，将病灶查明后给予消灶、解结方法治疗，病症迅速获得解除。

第六节 经筋"筋结"病灶检查的基本内涵

经筋病症检查，包括经筋病灶阳性体征检查、经筋病症发生规律检查及检查所使用的医疗检查手段三大内涵。

1. 经筋"筋结"病灶阳性体征检查法　是经筋疗法运用壮医《经筋疗法》知识，结合科学的医疗手势手法，能够做到实时、快速而有效地将大量隐藏于人体内的"筋结"病灶体的阳性体征类型、分布规律及其所处的位置及时地检查出来，本检查方法，简称"经筋查灶法"。它被运用于经筋疗法的全过程，成为经筋疗法独有的检查方法。由于经筋查灶法具有独到的检查效果，故又被誉为"经筋扫描法"。

2. 经筋病症检查法　是经筋疗法用于检查经筋病症的检查方法。它是在运用经筋查灶检查法查明"筋结"病灶阳性体征客观存在的基础上，运用经筋疗法知识及原理，对人体的经筋病变系列进行经筋病名的认定、分类及做出鉴别诊断与辨证施治决断的医疗新方法。故经筋病症检查法，是经筋疗法的具体体现。它同现行的中西医医疗检查治病的方法，既有联系又有区别，从中显出了经筋疗法的新特色。以经筋疗法诊治膝关节病变为例，它既认定膝关节病变的客观存在性，但又不拘泥于认为关节的疼痛，只局限于骨性组织损伤所致，认为其中也存在筋性组织损伤所致的因素。采用经筋查灶法检查，查到关节病变的阳性病灶体征客观存在之时，便运用消灶解结的理筋治病手段，达到将筋性所致的疼痛症状消除，在关节疼痛终止基础上使机体产生调动抗病潜力，调节关节"筋与骨"之间的平衡，从而实现治愈关节病变的医疗效果。综观经筋疗法治疗经筋病症的检查及经筋辨证施治方法，切实符合人体的结构实际，体现了以人为本的宗旨。同时又体现出经筋疗法的治病手段，是立足于调动人体抗病潜力的医疗新方法。

第七节　经筋"筋结"病灶检查方法

一、掌弓手手势病灶检查方法

详见图4-16。

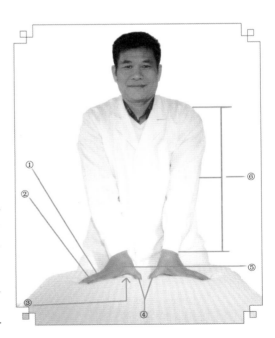

图 4-16　掌弓手手势检查操作

①以第 5 掌指关节作主要支持力点。②以并拢的四指为辅助力点。③手掌掌面与操作面保持一定距离。④以拇指尖作为检查工具。⑤双手协作，做向前、退位或向左右移动运作，形成灵活的运作模式。⑥站位操作肩、肘、腕 3 个关节伸直

二、掌弓手手势检查"筋结"病灶操作要领

1. 确定患者体位　一般需要患者采用俯卧位、侧卧位及仰卧位3个体位。由医者令患者适应检查而变动。经筋疗法一般情况下不采用患者坐位或站位的检查及治病方法。

2. 医者的体位　站在患者的右侧，检查右侧病灶；站在患者左侧，检查患者左侧病灶。医者站位距离患者位置适宜，不要过近，又不宜过远，以适合双手的操作方便为准则。

3. 以医者的右手作为主要检查工具　经筋疗法运用人本身的手作为查灶工具，这是任何器械难以取代的。将右手的第5掌指关节，作为检查运作的主要支持力点；同时将右手的四指尖并拢，作为运作的辅助支持力点；主要支持力点与辅助支持力点，互相协作，共同支持大拇指的指尖，充分发挥"手"作为筋结病灶查灶的检查工具的作用。

4. 检查运作时注意事项　手掌的掌面，不得贴近患者皮肉，医者的右手掌心始终保持呈弓状的悬空状态，否则，便违反操作规程。

5. 医者于站位操作运作全过程，始终要保持自身的腕关节、肘关节及肩关节形成一条直线的态势　上述3个关节，不得屈曲，其主要作用，是使医者自身的躯体力，向右上肢传送，使手作为检查工具，保持充足的力量来源。这种操作检查方法，既保护医者手的省力而不致损伤，又保证能够将病灶查明，一举两得。

6. 掌弓手的检查功能　① 用于检查肌膜、肌筋膜的微粒与颗粒病灶之用；② 用于检查患者较深层的病灶，例如，腰部深层的腰肌与臀部的梨状肌病灶等。掌弓手成为经筋疗法常规检查病灶的"工具"。

检查病灶实例见图4-17～图4-29。

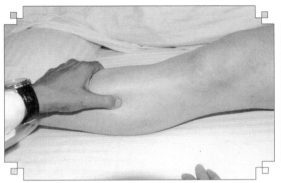

图 4-17　小腿前侧"筋结"病灶查灶

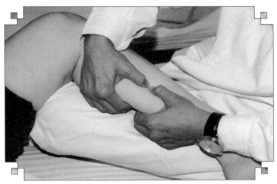

图 4-18　小腿内侧"筋结"病灶查灶

小腿前侧查灶，属于胫前肌群的病灶范畴，病灶多呈肌群性凝结征象，肌群之中，存在肌间膜的索样病灶，是导致足背酸胀、抽筋、发麻等症状的来源筋区。注重查找此处肌群存在的"筋结"病灶，对于解决小腿下端的许多病症具有重要意义。

小腿内侧，上连膝关节及大腿内侧，从属于冲脉下温足胫的经脉线路，主要的神经支配，是高敏的隐神经末梢，病灶阻闭时，病变由下肢内侧，直向腹股沟反馈，形成下肢自下而上的病变系列且病情顽固。

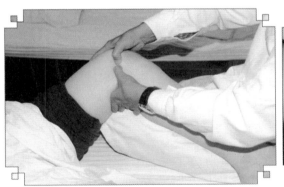

图 4-19　膝关节股骨内上髁"筋结"病灶查灶

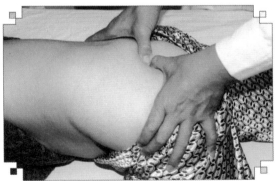

图 4-20　臀部 1 号"筋结"病灶查灶

膝关节股骨内上髁，是膝关节疼痛的"筋结"病灶经常好发部位，检查与消除该病灶点的病灶，对治疗关节疼痛，有显著的医疗效果。

臀部 1 号"筋结"病灶的查灶，按肘臂手势操作模式实施，左手提供力源，右手尺骨近端作为查灶工具，工具运作由轻而重，逐步加深，以体察到菱形经筋病灶为度，避免重压，以防伤害。

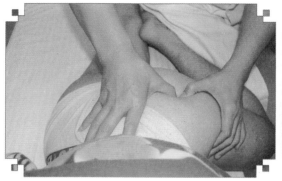

图 4-21 臀中 1 号"筋结"病灶查灶

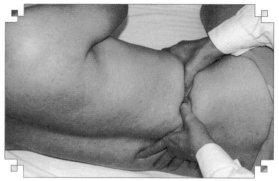

图 4-22 腰部后侧"筋结"病灶查灶

操作全程，医者主要是将自己的注意力，集中于"筋结"病灶感的体验上，即以体察出筋结病灶的形状、大小、软硬程度及患者的反应如何等作为掌握的焦点，而不是考虑如何使用手势的方法问题。否则，适得其反。

腰部背侧查灶，非常重要，它既可有效地查找出腰椎后棘突的病灶阳性体征，又可查明胸腰筋膜非菌性炎症病变的体征类型，更具有高度识别腰背竖脊肌病变的功能。3 种功能联合使用，成为有效解决腰腿痛的重要手段。

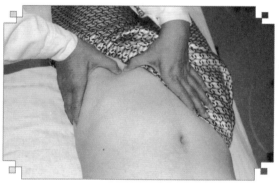

图 4-23 腹股沟冲脉"筋结"病灶查灶

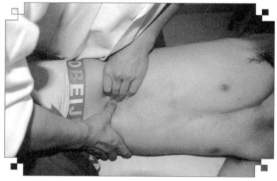

图 4-24 腹缓筋"筋结"病灶查灶

腹股沟冲脉"筋结"病灶的形成，是导致冲脉阻闭常见筋性致因。检查与消除腹股沟冲脉"筋结"病灶，是经筋疗法用于治疗腰腿痛及不明原因性下肢软瘫的常用"筋结"病灶部位。

腹缓筋"筋结"病灶位于腹部深层的脊柱两侧，可采用侧卧位的分层检查方式，浅层为腹壁肌筋病灶，深层为腹缓筋病灶。查灶时宜由轻而重，以触及缓筋病灶为度，但对女性患者检查，易引起暂时性腹痛反应。

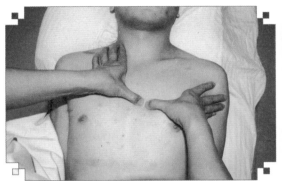

图 4-25 上胸部"筋结"病灶查灶

上胸部病灶的形成，常成为胸闷、胸部不适及胸口综合征的筋性致因，采用上胸及颈侧病灶检查及消灶法施治，会取得即时显著的效果。

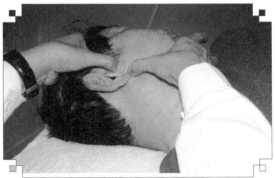

图 4-26 耳前肌"筋结"病灶查灶

耳前肌挛缩，导致偏头痛及脑功能欠佳者，常用耳肌查灶、消灶理筋，具有提神醒脑的显著功效。

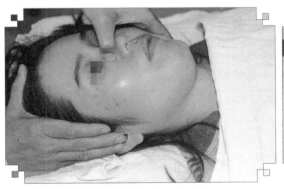

图 4-27 检查提上唇肌"筋结"病灶查灶

提上唇肌病灶形成，一则导致眼球液体排泄的障碍，二则导致面肌痉挛与口角偏歪。故检查与消除该肌的痉挛状态，具有治疗眼疾与面疾的双重功效。

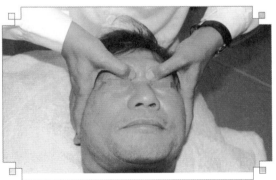

图 4-28 大皱眉肌"筋结"病灶查灶

大皱眉肌挛缩，是导致眉头痛及青少年视力下降的常见致因。故检查与消除大皱眉肌挛缩病灶，是治愈上述病症的简便方法。

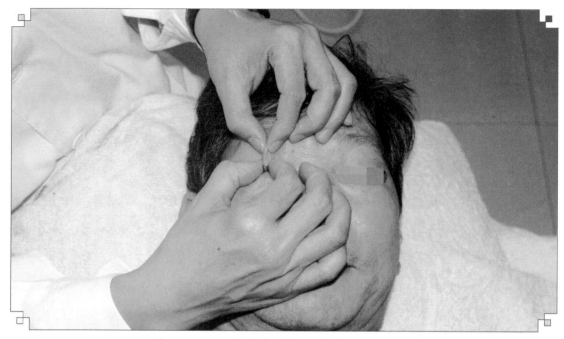

图 4-29　眼睑边缘形成"筋结"病灶查灶

　　上眼睑边缘结硬，是导致眼睑闭合困难的常见原因。采用分段的折叠方法检查与施治，对多数病例具有立竿见影的疗效，但需多次施治，才能巩固疗效。

三、肘臂手势病灶检查方法

　　见图4-30至图4-43。

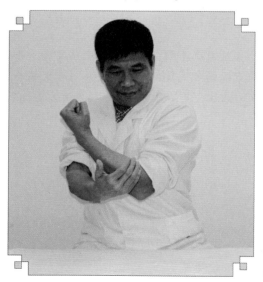

图 4-30　肘臂手势图照

　　开始运作时，左手先提供运作的力源，右手得到力源之后，以尺骨近端作为查灶工具使用，借助左手提供的力，做向外展方向拨动的运作动作，展拨由轻而重逐步加重，以体察出"筋结"病灶感为度。右手不需要再加力，否则便使患者感觉到具有重压不适之感觉。

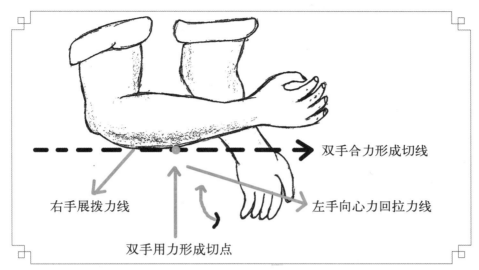

图 4-31　肘臂法操作力学原理

1.肘臂手势查灶是经筋疗法用于检查人体深浅两个层次的病灶方法，它既有查灶的特殊功能，又同时具有消灶解结的功能，充分显示出经筋手势的医疗新特色。

2.肘臂手势，是医者使用双手合力的医疗运作方法。力学结构要点是：左手掌臂，提供运作的力源；用右手尺骨近端，作为检查病灶及消灶的工具，双手的分工明确。

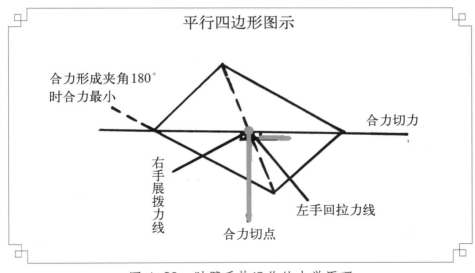

图 4-32　肘臂手势运作的力学原理

肘臂手势，不论用于查灶或消灶使用，都以患者既感觉到有一定难受度，但又感觉到非常舒服为度，作为医者操作水平衡量的标准。超越上述标准的，便作为不合格论处。

医疗上常见的2种欠缺科学性的双手操作方法见图4-33、图4-34。

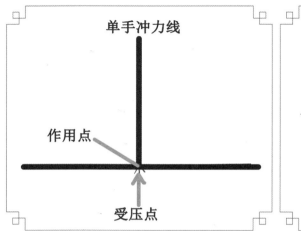

图 4-33　单手单冲力操作法

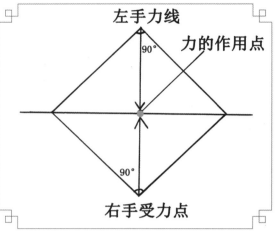

图 4-34　双手对冲操作法

单手用力，只形成单一的力的作用，力的方向单一，作用力与反作用力，方向相反，力量相等。施治部位，缺乏缓冲力，患者防卫性增强，肌肉收缩，不利于调理，更缺乏"筋结"病灶的识别能力。此外，尚容易引起假阳性病灶的发生。

双手对冲，用力方向相反，作用部位，受到来自两个不同方向的力的作用，压强很大，按照平行四边形的合力，双手都形成90°夹角，合力最大。掌握欠佳，易造成施治部位的损伤。本方法也缺乏"筋结"病灶识别力。

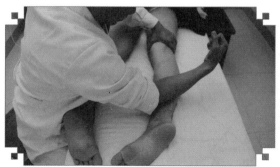

图 4-35　小腿后侧下段"筋结"病灶查灶

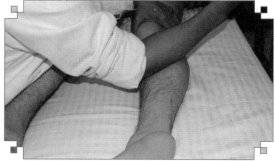

图 4-36　小腿后侧中段"筋结"病灶查灶

小腿后侧查灶，下从足跟开始，上至腘窝，将小腿后侧分为三线实施，即由内而外后侧1线、中间2线、外侧3线（靠近腓骨后缘）共三线查灶。

小腿后侧中段查灶，病灶由足跟至中段，呈块状，中段向上，病灶呈Y字形，内侧为腓肠肌内侧头，外侧为腓肠肌外侧头，病灶呈块样凝结。病灶硬度越大，病情越严重。俗称"塌方式"病灶。

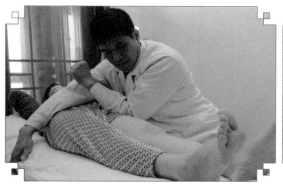

图 4-37　大腿外侧远端区域"筋结"病灶查灶

大腿外侧远端，下连膝关节，既有大腿病灶，又有关节上段的病灶并联，查灶检查时，宜作三线分别进行查灶，即将其后侧线、外侧线及上侧线，分别进行查灶检查。

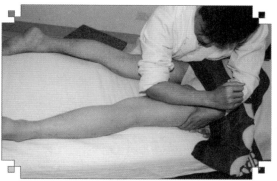

图 4-38　大腿内侧"筋结"病灶查灶

大腿内侧，是病灶高发区，其上连腹股沟冲脉，下接膝关节及小腿内侧。区域肌肉粗大，神经非常敏感。区域病灶阻闭，导致腰腿病症相连，病情顽固，疏通本区域的病灶，是治愈腰腿疼痛及多种疑难病症的重要环节。

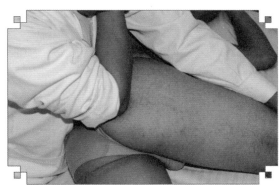

图 4-39　大腿根部"筋结"病灶查灶

大腿根病灶，好发于外侧及近端，病灶呈团块样或粗索状。查灶检查，由下向上切拨，直至大腿根，将病灶所处部位，予以查明。

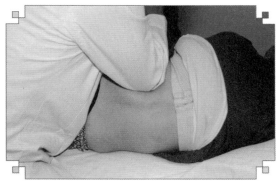

图 4-40　腰侧位"筋结"病灶查灶

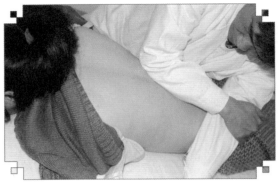

图 4-41　背部背侧"筋结"病灶查灶

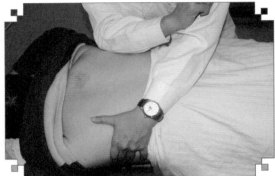

图 4-42　肩胛区右侧"筋结"查灶消灶

　　背部背侧，是病灶的对发区域。查灶时，先检查背部后棘突病灶，然后检查背外侧1～2线病灶，要把背3线病灶之间的关系查清。最后检查背胸上段的肋骨小头病灶。

　　肩胛区查灶或消灶，医者站于患者同侧的外侧，左手置于对侧并先行提供力源，右手自外向内及自下向上运作，由轻逐渐加重，以体察出病灶为度。不可突然用力，否则，患者反应强烈。

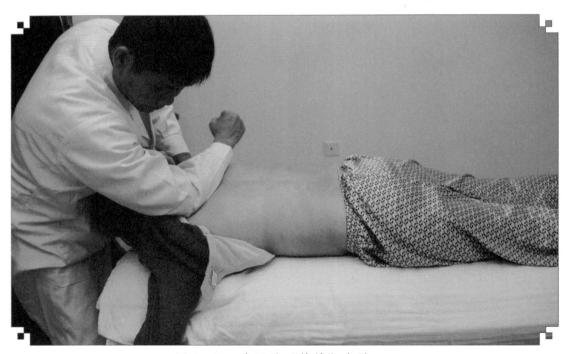

图 4-43　肩区的"筋结"查灶

　　肩区查灶，以查明肩内侧、肩后侧及肩外侧3个方位的病灶为目的。如若作消灶使用，亦按上述3个方向运作。

第八节　经筋局部"筋结"病灶的检查 及各病灶分布图

一、头顶经筋"筋结"病灶分布区

见图4-44。

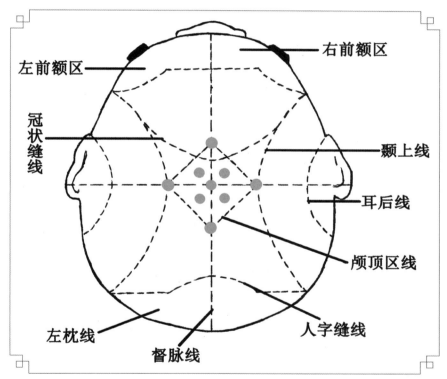

图 4-44　头顶经筋"筋结"病灶分布区

①经筋头部"筋结"病灶区线，是以经筋"联缀百骸"的古典理论为依据，既认定头部具有头皮的筋性物质，但同时又具有头颅骨与骨之间的筋的联结之物，而且骨与骨之间的筋质，形成的病变甚为常见。故将头颅骨缝间的"筋结"病灶，列为诊治的重点，加以图示。②头皮的特点是薄而紧。故头皮病变发生后，不仅引起头皮的多种病症出现如：头部发麻、头胀、头晕、头痛

等，而且，它可以导致血脉运行受阻，发生颅内压增高等系列病理反应。

二、眶隔经筋区经筋"筋结"病灶分布图

① 眼部眶隔区，系指眼眶周围的区域而言；而不是指眼球（图4-45）。但眶隔区的肌筋病变，会导致眼球疾病发生或加重。② 眶隔区的"筋结"病灶，由内向上、向外、向下共7个"筋结"病灶。"筋结"病灶用阿拉伯数字1～7号作为代号。③ 1～7号"筋结"病灶内，都存在"筋结"。"筋结"体征形态各异，采用"经筋查灶法"加以检查，可以查出。④ 查明"筋结"病灶体征后，予固灶行治的消灶治病新方法，令灶消而结解，可治疗眼疾、五官病症、头面相关病症及躯体相关病症。⑤ 眶隔"筋结"病灶的每个"筋结"的特殊功能，详见"筋结"病灶注解章节。

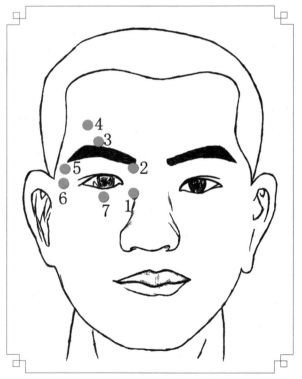

图 4-45　眶隔经筋区经筋"筋结"病灶分布

三、颞筋区经筋"筋结"病灶分布图

颞筋区"筋结"病灶，是指头部外上侧面的筋结而言（图4-46）。颞筋区常见的病灶，好发于三肌、一线及颞总筋膜。三肌即小皱眉肌、颞肌及耳肌；一线是指顶蝶线的病灶；颞总筋膜系指颞肌下段至颧骨的筋膜。颞筋区"筋结"病灶，适用于治疗偏头痛、高血压、脑疾、眼疾及颈部病症，常与颈侧筋区"筋结"病灶配合运用。

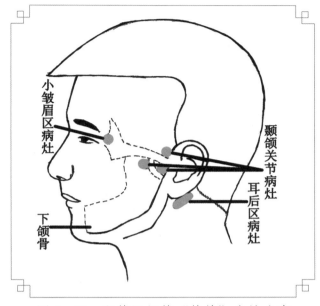

图 4-46 颞筋区经筋"筋结"病灶分布

四、面部经筋"筋结"病灶分布图

面部"筋结"病灶，主要是指颧骨筋区及口唇筋区区域的筋结（图4-47）。面部"筋结"，主要用于治疗外周性及中枢性面瘫病症与面肌痉挛。治疗外周性面瘫，以面、颈及患侧上肢的"筋结"病灶配合运用；治疗中枢性面瘫时，取患侧面部"筋结"病灶配合偏瘫的躯体、肢体及头部筋结病灶使用。

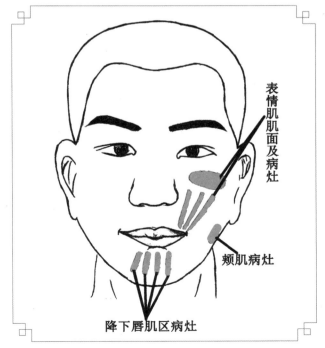

图 4-47 面部经筋"筋结"病灶分布

五、颈侧经筋"筋结"病灶分布图

颈侧部筋区，系指颈部的外上侧肌筋劳伤的诊治区域而言（图4-48）。本区域"筋结"病灶，从后向前，分为颈侧1线、2线及3线。另有两条特殊筋线，是颈椎横突线与胸锁乳突肌"筋结"病灶线。颈侧区"筋结"病灶，分为浅层及深层两个层面的"筋结"病灶，一般病症，取浅层"筋结"病灶；较重及重症病例，取浅深两层"筋结"病灶配合运用，视其与头部、肩臂、胸膈或腹部的神经与颈的联系，将颈部肌筋的"筋结"病灶，作为根治的病灶进行消灶解

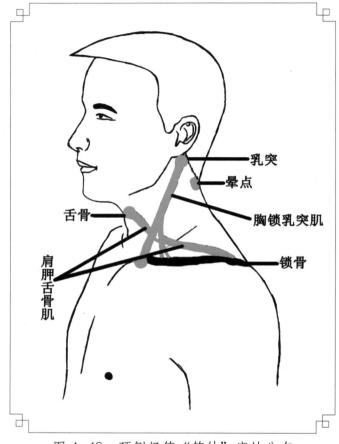

图4-48 颈侧经筋"筋结"病灶分布

结，尔后将根治性"筋结"病灶与相关区域筋结病灶搭配辨证查灶，形成"治标与治本"经筋辨证取灶法，付诸于临床使用。

六、颈前区经筋"筋结"病灶分布图

颈前区域，由于结构面积比较狭窄，因此，小小的舌骨，便具有来自上侧、两侧、下侧乃至来自肩胛骨的肌肉的联结（图4-49）。当其肌肉、筋膜等组织发生"筋结"病变时，舌骨的动态活动便受到限制，导致下颌骨向上靠拢的障碍，出现流口水、说话语言欠清、吞咽困难、咽喉异物感等症状，如若

医者只从神经方面来看问题，即使是神经的功能获得了100％康复，完善的神经功能也不能使已经损伤的肌筋功能活动体现出来。因此，将神经与肌筋的两者损伤并联起来考究咽部的病症，已经成为经筋医学解决咽喉疑难病症的一个常用医疗手段。

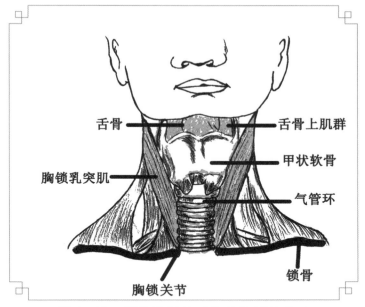

图 4-49　颈前区经筋"筋结"病灶分布

七、颈后经筋"筋结"病灶分布图

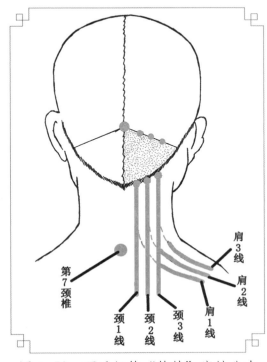

颈后区肌筋，系指头颅枕筋区及颈后区的肌筋而言（图4-50）。①颈后区的枕上缘，是枕外粗隆及项结节两侧向外伸展形成人字样的分布。项上结节项上线，主要是斜方肌的起点；②颈后深筋，主要由头半棘肌、头夹肌、颈最长肌及项韧带等肌筋综合构成。颈后深肌发生病变时，后颈的临床症状甚为突出，其与颈部骨性病变容易混淆，值得临床加以区别。

图 4-50　颈后经筋"筋结"病灶分布

八、肩部经筋"筋结"病灶分布图

见图4-51。

① 肩区及冈下区，是人体内联颈部，外联上肢的主要组织结构。它将肩胛骨、锁骨及肱骨，三者联为一体，成为人体劳动及负重的重点部位之一。② 肩胛冈上及冈下肌筋，由肩胛上神经支配，构成肩部神经肌筋动态活动统一体。③ 冈上区的浅层，由来自项上线的斜方肌铺盖；斜方肌的深层是冈上肌。冈上肌起于冈上窝，向外伸延，附着于肱骨大结节；它与肩胛冈下的冈

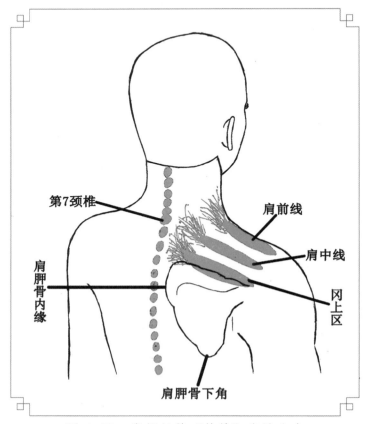

图 4-51 肩部经筋"筋结"病灶分布

下肌、小圆肌及大圆肌，共4条肌肉，起着联结上肢肱骨同躯体保持稳定的作用。④ 由于人体上肢的活动量很大，故冈上区及冈下区的肌筋劳伤出现的病损症状，临床非常常见，是构成颈肩部疼痛、肩周炎、肩臂综合征系列病症成因之一。⑤ 根据颈部节段是上肢活动的支持点，肩部及上肢分别是这一功能链的组成部分，以这一经筋理论为依据，在医治肩区、冈下区及上肢肌筋病症之时，必须将这一功能链作为局部的统一体，进行查灶、消灶综合施治，不要离开上述功能链去寻找某个穴位行事，否则便成为脱离实际的"以法论法"的治病方法。

九、上肢掌侧经筋"筋结"病灶分布图

① 上肢内侧面，包括手掌掌面、前臂及上臂的掌面3个节段肌筋。手的掌侧面的活动模式，主要是担负上肢3个关节及指掌关节的屈曲及抓捏劳作。② 上肢的屈与伸，是互相拮抗又互相协调的人体活动征象表现。因此，手的劳伤存在着多维损伤的结局。③ 本图的肌筋A—B点，代表着上肢肌筋劳伤的好发点（图4-52）。

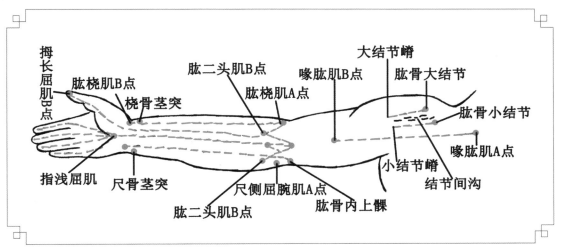

图 4-52　上肢掌侧经筋"筋结"病灶分布

十、上肢背侧经筋"筋结"病灶分布图

上肢背侧，直接与冈上区及冈下区的肌筋互相连接，由臂丛神经的桡尺神经及正中神经支配，与前臂的掌侧，联合构成完整的上肢，主要担负上肢的伸展活动及联合的旋转活动。在神经统一支配下，上肢背侧的关节及伸肌群，与掌侧的屈肌群形成互相拮抗与互相协调运动。因此，上肢关节及肌筋劳伤，常形成多维立体的劳伤模式。临床检查及治疗上肢的肌筋病症，要联系颈部受力的支持点、每个关节的可能损伤点及肌筋的A—B点，加以通盘考虑，避免头痛医头、脚痛医脚的医疗片面观点的发生（图4-53）。

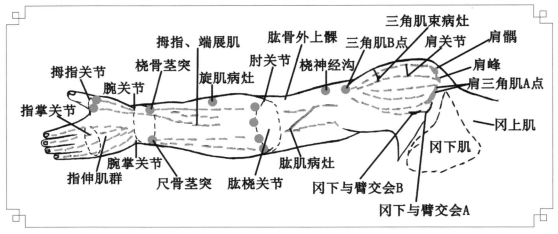

图 4-53　上肢背侧经筋"筋结"病灶分布

十一、胸胁经筋"筋结"病灶分布图

胸胁，是指胸廓外侧及连接腹外侧的区域而言（图4-54）。主要由肋骨中段及胁部的肌筋联合结构而成。由于胸胁同背部、前胸、腹部及髂嵴的肌筋紧密联结，并由肋间神经皮支支配。因此，胸胁的病变除了胁部自身的肌筋发生"筋结"病灶以外，还受到颈及胸背的病变累及。检查及治疗胸胁病症时，宜通盘联系思考。由于目前医界对胸胁肌筋病变尚缺少直接的查明手段，故胸胁病症尚属于临床的疑难病症之一。

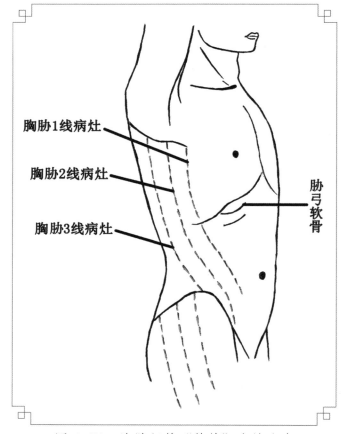

图 4-54　胸胁经筋"筋结"病灶分布

十二、胸部经筋"筋结"病灶分布图

胸部经筋"筋结"病灶，系指胸前区及肋弓区的"筋结"病灶而言（图4-55）。对胸部进行消灶解结时，要将"筋结"病灶按压于骨面上，确保治疗安全。胸部"筋结"病灶，从筋与骨结构性质分类，可将其分为筋性病灶及骨性病灶两种筋性"筋结"病灶，筋性病灶以胸廓的肌肉A—B点及筋膜最为常见，骨性病灶以胸肋关节，肋弓软、硬骨之间的衔接物最为常见。按照治疗医疗性质将胸部的"筋结"病灶分类，可分为普通病灶及特殊病灶两种。例如，胸骨柄上端胸锁关节外下侧与第五肋骨的衔接处，分别有两个特殊"筋结"病灶，前者称为胸口综合征扳机点"筋结"病灶；后者称为类冠心病扳机点"筋结"病灶，分别对相应的病症，具有特殊疗效。

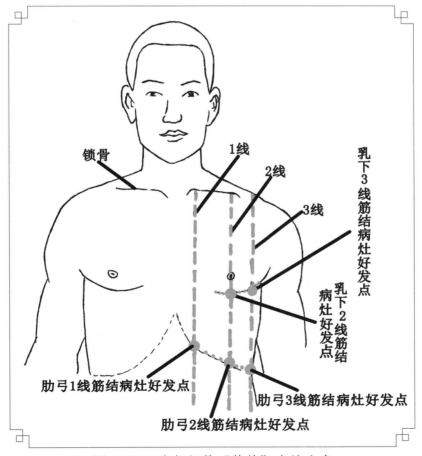

图 4-55　胸部经筋"筋结"病灶分布

十三、背腰部经筋"筋结"病灶分布图

① 背腰部经筋"筋结"病灶,包含背与腰部背侧的经筋筋结病灶(图4-56)。由于腰背的骨骼与肌筋组织比较丰富,层次较多,而且形成连续的结构体,它们之间相互渗透融合在一起,不可分割,故将胸腰的背侧经筋"筋结"病灶,作为一个区域,加以阐解。② 胸腰后正中线,代表胸椎及腰椎的后棘突线路,旁1线、旁2线及旁3线,代表背胸部及腰背部的肌筋分布线,其中旁3线的上背胸,存在肋骨小头,胸背的12肋,结构比较复杂,用反逗号"筋结"病灶加以标记。至于侧腰筋膜及腰3横突,在平面图上难以表达。③ 胸腰经筋"筋结"病灶,是医治胸腰、臀腿及腹部病症的枢纽,故认识与掌握胸腰经筋"筋结"病灶,乃是精通经筋疗法从筋辨证论治的重点环节。

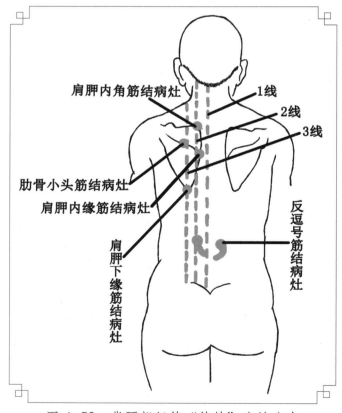

图 4-56 背腰部经筋"筋结"病灶分布

十四、腹部经筋"筋结"病灶分布图

见图4-57。

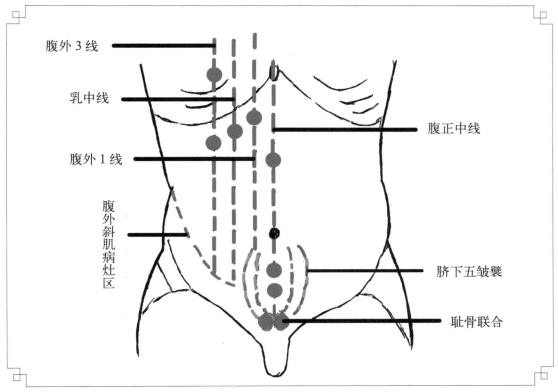

图 4-57　腹部经筋"筋结"病灶分布

① 腹部，是人体的一个重要节段结构。腹部的后侧，是脊椎及腰部的深肌；脊椎的前侧，有腹主动静脉；脊椎的两侧，分布着腹部自主神经节及自主神经链；脊椎前侧，是胃肠及胃肠系膜。一般在临床上，不向腹部深层施加直接的治疗手段。故腹部的非药物治病方法，主要在腹壁的皮肤、肌肉及筋膜。② 腹部可以提供临床施治的肌筋，有腹直肌、腹外斜肌与腹部的浅筋膜。腹直肌起自胸骨的3~5肋，是其A点，腹直肌的B点是附着于耻骨联合，病变好发于A—B点，腱划及腹白线；腹外斜肌，起自胸肋骨外侧的下位8个肋骨的外面，向腹部斜下降，借腱膜，止于腹白线，并形成腹股沟韧带及髂嵴部。其病变好发于A—B点筋腹及腹外斜肌于腹外中下部位的革质索。③ 少腹肌筋病

变，好发于脐下五皱襞，以肌筋膜及其衔接之间的组织，形成筋结病灶，病灶多呈索样、薄片状。④ 腹部行针治疗时，刺达浅筋膜即可，不宜直接刺入腹腔，以防万一。

十五、臀部经筋"筋结"病灶分布图

臀部节段，上接腰部，下连大腿，位置处于骨盆后侧。骶椎两侧，受腰丛及骶丛两组神经联合支配，成为治疗腰腿痛病症的第二大区域。臀部"筋结"形成的病灶体征比较粗大（图4-58），部位有深有浅，查灶时，① 要熟悉肌筋生理结构形态；② 要认知肌筋病变特点；③ 使用的检查手段要符合科学原则；④ 要把腰臀腿的病变紧密联系思考。掌握臀部查灶消灶技术，是经筋疗法从筋辨证论治的重要环节。

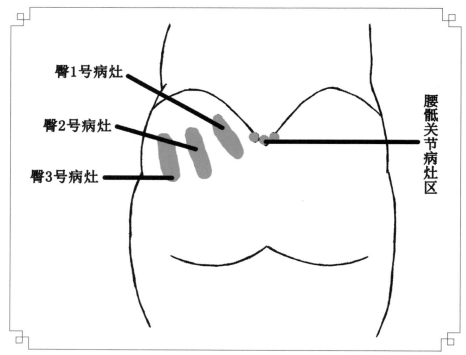

图 4-58 臀部经筋"筋结"病灶分布

十六、下肢背侧经筋"筋结"病灶分布图

①　下肢，上接臀部，连续向下，分为大腿及小腿，小腿连接足部。整个下肢，分为大腿节段、腘膝节段、小腿节段及足部节段4个节段。②　大腿节段的后侧，主要由坐骨神经支配。坐骨神经向小腿伸延，又分为胫神经及腓总神经两支，分别支配相应的肌肉。③　大腿后侧的肌肉，主要有股二头肌、半腱肌、半膜肌及股薄肌（图4-59）。其A点分别附着于坐骨结节及股骨粗隆中部；其B点分别附着于腓骨头及胫骨近端内侧，它们与小腿的后肌群，互相配合，构成膝关节的屈肌群。④　小腿后侧肌群，是人体走动及维持人体走动平衡的主要肌群，它与足部肌筋，成为协调人体动态活动的主要节段。故小腿肌群及足部肌筋在人体劳作过程，损伤的机遇很多。深究下肢肌筋损伤机制及其病损的具体部位，对于医治人体腰腿痛、下肢不明原因病症，乃至机体的整体功能紊乱等，皆具有深远的医用价值。

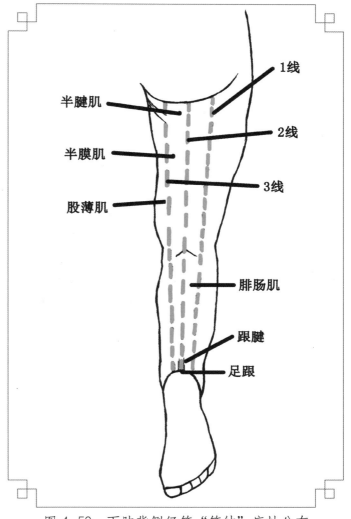

图4-59　下肢背侧经筋"筋结"病灶分布

十七、下肢内侧经筋"筋结"病灶分布

见图4-60。

下肢内侧，属于足少阴经经筋线循行的部位。本筋区的肌筋，比较丰厚，是腰腿痛、坐骨神经痛、椎间盘脱出、腰椎骨质增生、腓骨神经麻痹、弱智儿童肢体畸形等病症的并发病症好发区域。由于下肢内侧的神经支配是来源于腰骶丛神经发出的神经纤维，故医治本区域的病症，首先要检查腰臀节段的肌筋劳伤表现，而后再检查下肢大小腿的神经受阻情况，将上下互相联系，并以本区域肌肉的A—B点劳伤作为重点查灶，最后做出自腰至足的全面的经筋疗法从筋辨证施治措施。

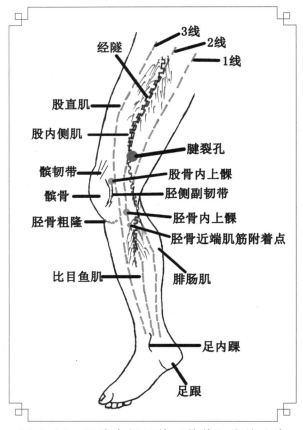

图 4-60 下肢内侧经筋"筋结"病灶分布

十八、全身经筋 "筋结" 病灶图

见图4-61。

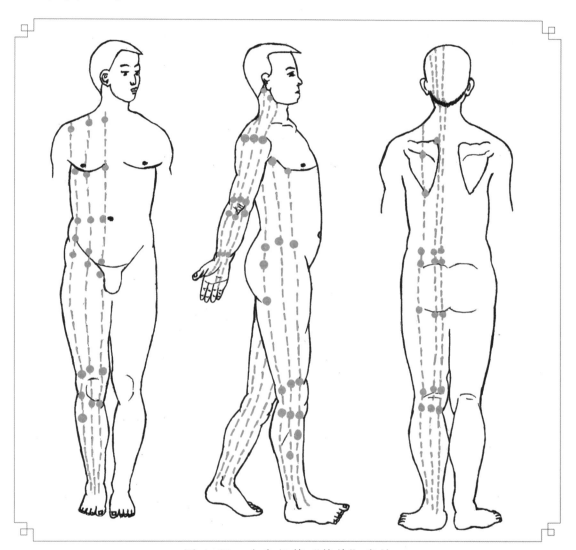

图 4-61 全身经筋 "筋结" 病灶

第五章
经筋"筋结"病灶的"固灶行针"施治方法

壮医经筋疗法采用"固灶行针"的施针方法：即用左手的大拇指指头作为固灶工具，按照掌弓手法阐明的要领，将需要针刺治疗的"筋结"病灶先做固定，将"病灶"固定在左手大拇指指下，并确定好进针角度，之后用右手持针，两手密切配合，保证施针安全及直达病所。针具的长短，按施治的不同部位选择。

第一节　固灶行针的要领及注意事项

一、固灶行针的要领

1. 左手拇指固定病灶后，不能随意放松。

2. 协助持针的右手，避开皮肤的敏感点，做到进针不痛。

3. 右手将针尖刺透皮肤后，保持针尖垂直方向，直达病灶，中途不得改变方向，以免发生意外或造成病人疼痛。

4. 将注意力集中于针尖的针感，当针尖刺达病灶时，医者感觉到针尖如刺达结硬之物，即预示着针尖已经到达病灶浅层，此时，注意病人的反应，以病人感觉到的舒适度为针刺治疗的施治量，不宜以医者的主观行为作为施治量的标准。

5. 医者可根据病人的主诉、要求，在保证安全前提下，将针刺方向及施治量进行调整。

二、施针注意事项

1. 对初诊病人，要询问其是否接受过针刺治疗，如属初次接受针刺者，不能勉强行针刺治疗。

2. 施针前，注意询问病人是否肚子饿或害怕，对病人的心态进行调整。

3. 施针时，医者要集中精神，不得分散精力。

4. 按设计的施治计划，完成每次、每一位病人的治疗全程，不得半途而废。

5. 根据患者能够接受治疗量的实际情况，在治疗过程中灵活掌握治疗进度。

第二节　经筋病灶"灶中灶"及"固灶行针"法

一、病灶"灶中灶"

经筋"筋结"病灶的"灶中灶"，是指"筋结"形成的病灶之中，潜伏着具有特殊针感与特殊医疗效果的病灶。针对"灶中灶"治病，经筋疗法疗效显著。这是经筋疗法根据壮族民间医技医术几千年来大量医治病人的医疗经验总结而得。病灶"灶中灶"，具有人体组织结构的物质基础及体征形态类型不相同的特点。例如，前臂掌侧的"灶中灶"，好发于桡侧屈腕肌的肌腱与肌腹的交界点；而冈下肌筋的"灶中灶"病灶，则好发于冈下窝正中线的下侧；背腰部的"灶中灶"，好发于背胸筋膜及胸腰筋膜的浅层；膝关节的"灶中灶"病灶点，好发于股直肌、股外侧肌，胫侧副韧带及腓侧副韧带上的浅层；腓骨长肌的"灶中灶"，则好发于该肌的肌腱，检查时，于下肢小腿足外踝的后侧，用掌弓手手法，可以触察而得。病灶"灶中灶"的体征形态，多呈米粒状、绿豆样及玉米样大小，触及病灶的"灶中灶"之时，医者明显地察出异物感，病人则感觉到犹似触及神经的特殊感觉。病灶"灶中灶"的体征基本特点如下。

1. 体征类型特殊，质地坚实，与一般病灶体征，具有差异性。

2. 用针刺刺治时，病灶呈纤维化硬结样的坚韧，阻力甚大，必须把针柄持稳，才能推进，如若使用松弛的持针方法，针具容易向外退回。

3. 针刺刺达"灶中灶"之时，医者及病人都产生同步的特殊感觉，即医者感觉到针尖刺入坚实之物，病者则感觉到，局部已经刺达自身久病之痛处；有的要求加重刺激量；有的病人，似乎感觉到局部潜伏的病症，都被全部揭开，意识到这才是真正重要的病根，愿意配合彻底医治。病灶"灶中灶"的形态体征如图5-1、图5-2、图5-3。

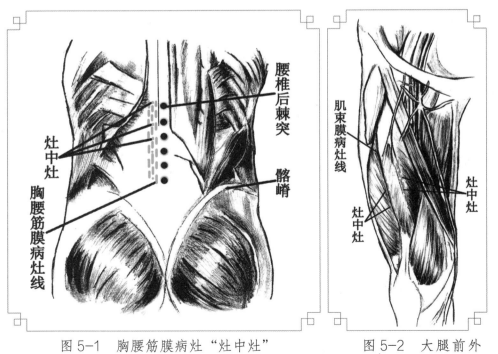

图 5-1　胸腰筋膜病灶"灶中灶"

图 5-2　大腿前外侧病灶"灶中灶"

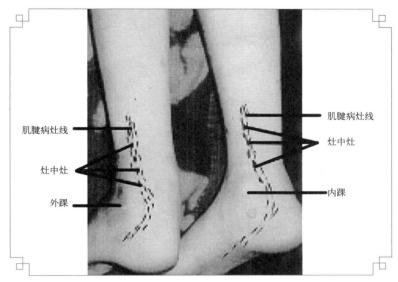

图5-3　足外踝及内踝"灶中灶"

肌腱病灶线

灶中灶

外踝

肌腱病灶线

灶中灶

内踝

二、固灶行针法

"固灶行针"法，是经筋疗法突出的医疗方法之一，是经筋学从筋辨证论治的一个重要环节。它具有保证施针直达病所、起效快、疗效高、显著提高治愈率等特点。

1. 由于"筋结"病灶的本身，就是人体筋性病症的体征表现，消除"筋结"病灶的结聚，本身就是直接治疗人体筋性疾患的医疗手段。故经筋疗法的"固灶行针"法，首先是解除人体筋性疾患的科学方法。

2. 由于人体筋肉系统，与人体的其他系统组织，在人体生态环境条件下，形成密不可分的渗融性结构体，例如，腰大肌的肌质之中，就有股神经、闭孔神经、生殖股神经等经过；在缝匠肌的肌质中，也有肌皮神经穿出。当腰大肌或缝匠肌劳伤，发生肌性痉挛之时，穿梭于肌质的神经难以避免肌肉挛缩的卡压，发生肌性病变，导致相应神经病症出现。故"固灶行针"法治病，具有一箭双雕的医疗效果。经筋疗法的大量实践说明，"固灶行针"法操作简便、疗效确切，值得推广。现将常用部位的固灶行针法，以图片形式加以表述（图5-4~图5-18）。

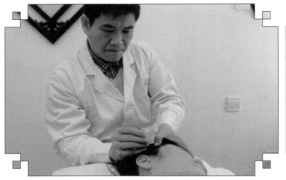

图 5-4　头部颞区 "固灶行针" 法

　　查明颞区阳性病灶后，以左手大拇指作为固灶工具，以右手持针，在左手大拇指的固定下，实施 "固灶行针" 法治疗。

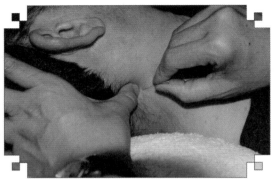

图 5-5　颈侧区 "固灶行针" 法

　　颈侧区病灶，按照颈 1、颈 2 及颈 3 线查灶，另有颈横突及胸锁乳突肌的病灶。经查灶，确定 "筋结" 病灶后，用左手大拇指拇指腹进行固灶，右手持针，在左手大拇指固定下，左右双手协作，实施消灶治疗。

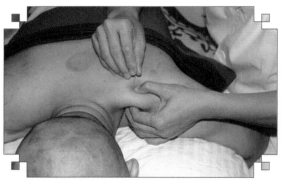

图 5-6　肩部 "固灶行针" 法

　　肩部病灶，好发于冈上肌的肩中带，用左手提捏或按压固灶，右手持针，双手协作，进行针刺消灶治疗。

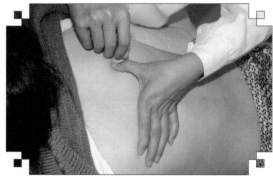

图 5-7　背部 "固灶行针" 法

　　背部 "固灶行针"，主要用于治疗背上部肌筋劳损、阳虚病患者及心胸相引病症。施治时，以背部后棘突、背胸 1～2 线及肋骨小头 "筋结" 病灶为主。治疗心胸相引症时，结合肋部及胸前区的病灶配合治疗。

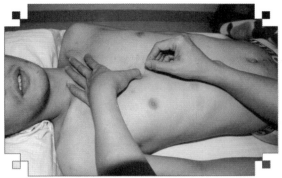

图 5-8　胸部"固灶行针"法

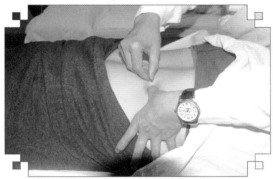

图 5-9　腰部俯卧位"固灶行针"法

　　胸部"固灶行针"法施治，主要适用于肋端综合征及心胸相引病症的治疗。一般取颈侧形成的"筋结"病灶，上胸筋结病灶、肋弓"筋结"病灶及类冠心病"筋结"病灶作为治疗的重点。

　　腰部"筋结"病灶，分为上腰、中腰、下腰 3 个节段取"筋结"病灶，重点对腰正中线、腰旁 1～2 线及"反逗号"部位取"筋结"病灶，同时于腰侧卧位取腰 3 横突"筋结"病灶，结合"固灶行针法"治疗。

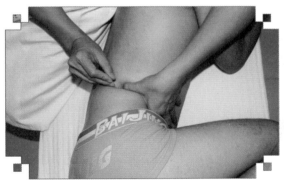

图 5-10　侧卧位腰部深筋"固灶行针"法

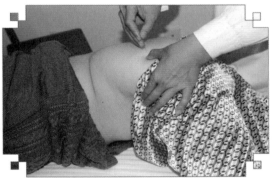

图 5-11　臀 1 号"筋结"病灶"固灶行针"法

　　侧卧位取"筋结"病灶治病方法，是经筋医疗的独特取"筋结"病灶治病法，医界称为"黄氏取灶治病法"，是治疗腰部深筋病灶的有效方法。

　　臀部 1 号"筋结"病灶采用"固灶行针"法施治，是经筋疗法常用于治疗腰腿的病灶的方法之一。要配合腰部"筋结"病灶、大腿及小腿"筋结"病灶，作为腰、臀、腿节段的治病方法加以实施。

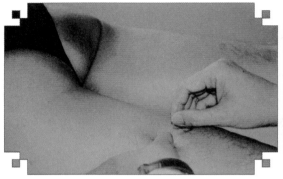

图5-12 大腿后侧"固灶行针"法

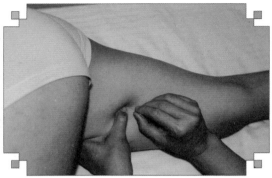

图5-13 大腿内侧"固灶行针"法

大腿后侧"固灶行针"法治病，重点取坐骨结节"筋结"病灶、臀下皮神经处"筋结"病灶、股后侧肌处"筋结"病灶。

大腿内侧取病灶"固灶行针"治病法，是经筋医疗独特的治病方法之一，它用于大腿内肌肉形成的塌方治疗及疏通冲脉下温足胫，在临床上解决了多种医学难题。

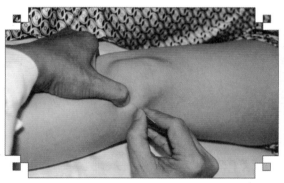

图5-14 膝关节"固灶行针"法

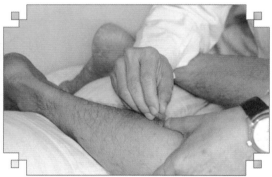

图5-15 小腿后侧"固灶行针"法

膝关节病变，在世界人群中的患病率极大。经筋疗法，将支配膝关节的神经网络，结合其所支配的肌筋，作为取"筋结"病灶的重点对象，并以解除肌筋的病灶，作为解除膝关节疼痛的主要医疗手段，具有从根源上取得治愈膝关节病变的治疗效果。

小腿后侧取"筋结"病灶治病，是解除不安腿综合征、腰腿痛、足跟痛症等的有效治疗方法，施治时，既要重点针对结聚的肌群取灶，又要从中寻找"灶中灶"的筋结病灶。两者并行，疗效突出。

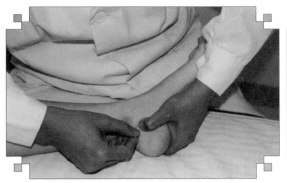

图 5-16　足内踝"固灶行针"法

足内踝后侧"筋结"病灶，是治疗来自腹股沟冲脉经线阻闭的常用"筋结"病灶，要将它同小腿内侧及大腿内侧的阳性"筋结"病灶，加以疏通。

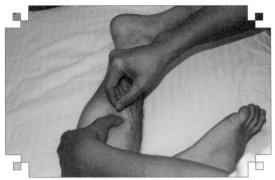

图 5-17　小腿内侧"固灶行针"法

小腿内侧"筋结"病灶，与腹股沟"筋结"病灶连成一线，施治时，要将冲脉"筋结"病灶及大腿内侧塌方"筋结"病灶，与小腿内侧"筋结"病灶的阳性病灶做系统性调理。

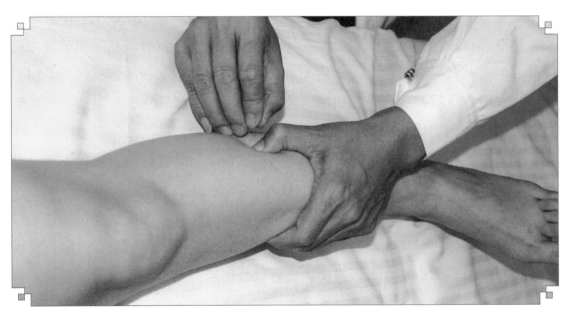

图 5-18　小腿外侧"固灶行针"法

小腿外侧阳性"筋结"病灶，是导致小腿外侧病症出现的常见病因。病灶阳性体征越明显，症状出现越重，将小腿外侧塌方"筋结"病灶疏通，对治疗腰腿痛患者具有特殊医疗价值。

第六章
经筋辨证论治

第一节 经筋"尽筋"头经筋辨证

"尽筋"头，系指肌肉、韧带、关节囊、筋膜等人体筋性组织，由于它们是人体联缀百骸的物质组织，在生态的人体结构当中，自身虽然形成节段性结构体，但多与骨骼联结成为人体的关节及躯体立体结构。例如，肌肉的结构，由肌腹、肌腱、肌膜及肌腱的两端附着于骨面上的"尽筋"头等联合组成。但是肌肉的伸与缩的活动功能，必须依赖它附着于骨面上的两端附着点的固定作用。才具有依托的应力点，展开张应力的伸缩活动，是提供给人体动态活动的动力来源。这便是肌肉"尽筋"头的生理结构特点及主要功能。

按照阿基米德物理学原理：直线是两点间最短距离。因此，当某条或某群肌肉，处于肢体或躯体活动的两点之间时，某条或某群肌肉的距离最短，其所承受的张应力（即牵拉应力）最大，最容易发生肌肉的牵拉性劳伤。损伤或劳伤首先起于肌肉的两端附着点（图6-1）；而后，由点到线，由线到面，再由面的一维向多维化演进，最终导致肌肉病变系列的形成。这便是肌肉在人体形成慢性积累性劳伤发生的基本规律。与急性扭挫及外伤病变性质不同，患者多不自觉，医者也无法追查到病根的来源。因此，肌肉、肌膜、韧带等慢性损伤病症，成为医疗行业上常见的一种隐蔽性疾患。其分布广泛，凡是机体在肌筋组织附着的区域，都有可能发生肌筋性的病变。总之，肌肉及肌筋性组织A—

B点的慢性积累性劳伤是人体最常见的损伤点。

　　经筋"尽筋"头A—B点、线、多维分布规律（图6-1）是经筋医学总结得出的，人体筋性病症疾病发生发展过程所呈现的规律，是通过掌握了的人体筋质自身病变发生发展的分布规律得出，经筋辨证论治以"经筋查灶—经筋固灶—经筋消灶—多维解锁"实施消除"筋结"病灶，显著提高了临床疗效。

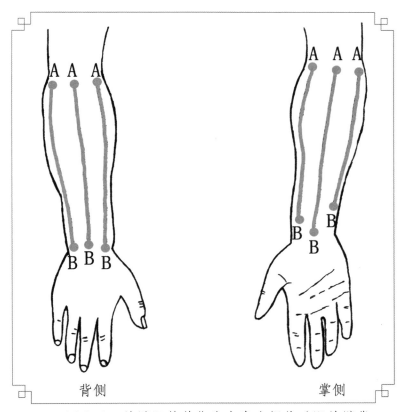

背侧　　　　　　　　掌侧

图 6-1　前臂肌筋劳伤病变发生规律（即前臂背侧、掌侧"尽筋"头 A—B 点及线图示）

　　"尽筋"头病机发现的临床价值是：① 肌筋的"尽筋"头（A—B点）很多，仅肌肉"尽筋"头的A—B点，就达6000多个。② 临床上，针对A—B点损伤，给予到位的施治，具有特殊疗效。③ A—B点演变形成的点、线、面及多维化病变系列的规律，是经筋病症的变化规律。掌握了这一规律，辨证施治，对治愈筋性疑难病，就拥有了理论根据，它是提高医疗治愈人体筋性顽症痼疾的一把金钥匙。④ 针灸的关刺，已为"尽筋"头治疗提供了古人的经验。

第二节　经筋"筋结"病灶发生机制

经筋疗法，将人体的经筋组织作为人体经络反应的载体应用于临床，从中揭示出经筋组织病理状态下形成的"筋结"病灶体，是导致经络运输气血阻滞，并进而成为人体多种疑难病症发生的筋性因素。在医学上，首次揭示出人体难治病的筋性因素致因的医学新课题。

"筋结"病灶体，由于它是人体筋性组织病变形成的产物，其实质，属于人体筋性病变范畴。"筋结"病灶，既是筋性病变的体征表现，又是筋性病症的致因。采用经筋疗法，只要将"筋结"病灶体征查出，针对病灶定位施治，既可使筋性病变消除，又能成为根治筋性病变的对因治疗手段。故"筋结"病灶的揭示，显著提高了经筋疗法的临床疗效，显示了经筋疗法独有的特色。

由于人体筋性组织同人体的其他组织，特别是神经末梢组织、血管末梢组织、淋巴及腺体组织等，在人体生理状态下是处于渗融混合的结合体。因此，当筋性组织如筋膜、肌肉、皮肤等，形成"筋结"病灶之时，势必对"筋外"的其他组织产生痉挛性、缩短性、牵引性等的影响。故"筋结"病灶出现，也成为人体多种疑难病症、病因未明疾患、机体功能紊乱、机体功能衰弱等病症的筋性致因。这种筋性致因，目前医疗没有确切有效的检查、确诊、鉴别方法。经筋疗法，创立的"经筋查灶法"能够实时、快速、确切有效地将"筋结"病灶类型及其分布规律检查出来，在医学领域起到如下作用：① 填补了《灵枢·经筋》缺乏治疗"穴位"的缺陷；② 将"筋结"病灶，作为经筋疗法治疗"穴位"，成为我国医学继针灸穴位之后第二大型治疗"穴位"，丰富了我国医学非药物疗法内容；③ 由于"筋结"病灶具有体征实物可查的依据，它作为"穴位"体征依据治病，与针灸穴位形态实物依据相比较而言，显著提高了临床效果。

第三节　人体十二经筋的作用力特点

人体劳作活动，属于施力物体，而被劳作的对象，则属于受力物体。按照力的作用是相互的原理，当受力物体受到人体的施力作用时，受力物体同时也对人体施加了反作用力，并且作用力与反作用力大小相等，方向相反。这就是说，人体若推动50kg的物体移动，人体便同时受到50kg受力物体的反作用力作用于自身的躯体。

由于人体是直立的躯体，头在巅顶，足在地面上走动或劳作。因此，人体的受力，终归落到人体的足跟及足趾。这就是说，人体的行走或操作运作，其反作用力，起于手指及足趾，而后形成作用力与反作用力大小相等，方向相反地向头部逆转。故经筋学说经典提出"十二经筋皆起于指爪"的理论。再从人体十二条经筋图线分别循行于人体四肢、全身各处，前后联系起来综观人体的十二经筋图线，其既是作用力与反作用力的辩证关系，又是经筋图线产生的机制与特点。

第四节　古代经筋学特点

《灵枢·经筋》中的"经筋学说"以人体筋肉系统物质组织结构，结合人体十二经筋图线结构的双重结构为切入口，以人体常见的12种痹证作为典范，从人体经筋结构、生理功能、病因病理、病症表现、诊治法则及施治手法等6个医疗环节，叙述了我国古代原始模式形态的经筋学说。在我国医学史上，堪称一绝，被称为中华经筋学鼻祖。

古代经筋学说具有显著的特色：① 将人体筋肉系统物质组织作为人体医疗的诊治对象。② 将人体十二经筋图线作为人体筋肉系统从生理结构向病理转化过程，并列举了68种人体筋性疾患的病症症状表现，随后提出了诊治法则及施治手段。从医学的结构模式而言，古代经筋学说是阐明了人体筋性组织的自身筋肉器件，由生理结构直接转化成为人体筋性疾患的机制，反映了经筋病症治疗实质，提示经筋疗法只能从其自身演变机制源来进行医治，才是唯一正确的医疗方法。经筋学说本应获得快速的继承与弘扬，但由于历史诸多因素，它被载入《黄帝内经》之后，至今已有2600多年，仍然未得到系统性的发掘整理，致使我国古代经筋医术大都流传于壮族民间。③ 向体育界发展。④ 只作为导引练功使用，在传统中医药行业中缺少经筋疗法医疗诊疗科目。

第五节　人体节段经筋辨证

人体节段结构主要是指人体由筋与骨渗融联合构成的人体肢节及躯体节段。由于人体仍然保有着节肢动物的形态结构，因此，人体节段结构的生理病理机制非常庞大而复杂。经筋学说在临床实践过程中，发现人体节段结构的筋肉组织和神经血管组织，具有结构性的生理病理机制运用新价值，故择选其中常用的，并经大量临床实践验证有效的人体节段结构医学内涵，加以辨证阐释。

一、人体颈节段经筋辨证

人体颈节段，上接头颅，下接肩胸（图6-2），既是大脑调控人体生态平衡的枢纽，又是人体心胸向大脑输送气血必经的渠道。在颈部的节段结构当中，颈椎起着维护大脑延续发出的脊髓向下输送的作用；颈部存在大脑发出的部分脑神经及颈椎发出的神经；颈神经的集群神经纤维，分别支配2个上肢；并有部分神经下达胸腹，成为大脑调控上肢及胸腹的枢纽。颈部的肌筋，数目甚多，结构密集，与颈部神经、血管交织为网。有的神经，从肌质中穿出，有的深埋于肌筋下层。翻开胸锁乳突肌，便可见到集群的神经纤维及大小不同的血管，形成肌筋、神经、血管三者的聚集区域。在3种组织都处在健康状态的条件下，人体不会出现病理性病症征象，但如若颈部的肌筋，由于自身或外因作用，发生病变之时，肌筋产生收缩痉挛等形态变异，即肌筋超限的被使用而形成"筋结"病灶时，形成的"筋结"病灶势必打破颈部肌筋、神经、血管三者的生态平衡，这时就会出现肌筋、神经、血管三者病态症状。按照目前医疗

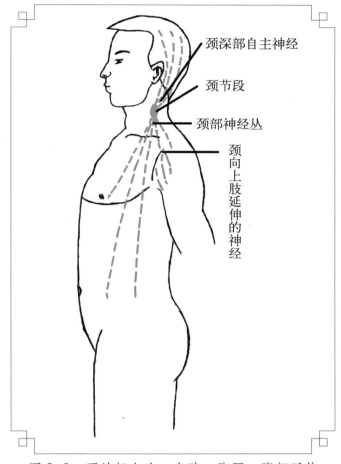

图6-2　颈神经向头、上肢、胸膈、腹部延伸

检查方法及检测水平，尚未具备确切分清上述三者组织病症的界限的能力。因此在临床上，上述3种组织症状的混乱及混淆，便成为现代医疗探索的新内涵。经筋疗法，通过探索肌筋的病态反应表现，能有效地检查出筋性组织的病态体征，采用消除"筋结"组织病态体征的治病新方法，在治愈肌筋病症基础上，同时有效地解除了相应的神经血管病症。作者随民族医药名老壮医黄敬伟教授于20世纪80年代末，经过大量的临床病例及反复的实践验证，发现颈部肌筋病变具有影响颈节段神经及血管的生理病理这一辨证机制。

二、人体胸节段经筋辨证

人体胸节段是指人体的胸廓节段结构而言。胸节段的骨性组织由胸椎体、肋骨及胸骨三大骨性组织联合构成。胸节段的神经组织由胸脊髓段发出。胸神经纤维从椎间孔穿出后，前支称为肋间神经，支配胸廓肌肉及皮肤；胸神经后支，分为两支，支配背胸的肌肉、筋膜及皮肤。在解剖图上，可见到背胸神经的分布甚为密集，很有序地从皮肉穿出。古人发现治疗脏腑的腧穴，都集中在背胸至腰部段，说明古人对背部、腰部的穴位治病作用已经积累了丰富经验，是我国医学一大精华。直接地说，背部丰富的神经分布，是针灸治病有效的基础。

在区域的划分上，虽然人体分为前胸及背胸的两个区域，但从胸神经的前支及后支都是从胸脊髓段发出而言（图6-3），前胸与背胸的病症是密切联系着的。古代医学，已经有心胸相应的治病经验，这又是治疗胸背病症另一方面的内涵。经筋学从中汲取古人治病经验，并从人体胸段神经支配人体前胸与背胸的有机联系视角出发，将人体胸背疼痛病症作为经筋与神经的联合病症进行治疗，取得显著的效果。例如，对于心胸相应的多种疑难病症，如心脏神

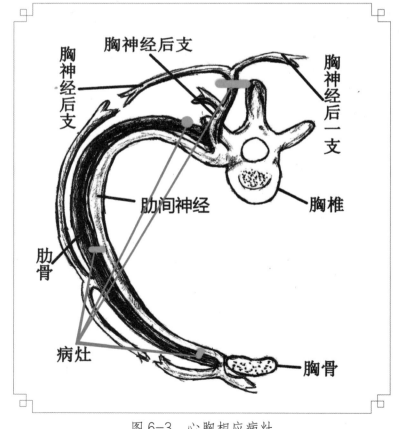

图 6-3　心胸相应病灶

经官能症、胸肋疼痛症、罗锅症（驼背）、肋端综合征等，应用经筋疗法进行治疗都具有显著的医疗效果。体现了经筋疗法是一种以筋肉为依据的整体治病方法。

三、腰节段经筋辨证

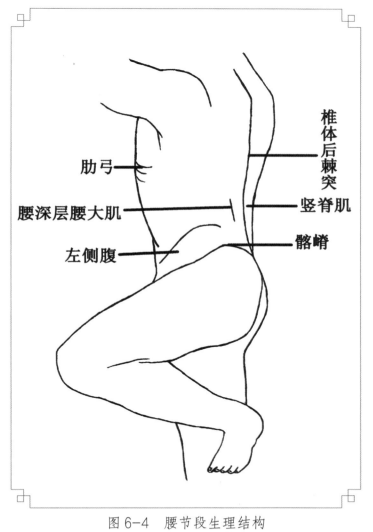

图 6-4　腰节段生理结构

腰部上连背胸，下接臀腿；腰前两侧，是人体的腹腔；腰椎上接第12胸椎，下接骶骨，两侧紧靠髂骨；5个腰椎体，后有5个棘突，旁有5个横突；第3腰横突生理性较长。腰椎的两侧椎体及横突，附着有腰大肌（图6-4），外侧有腰方肌及腰小肌。据CT检查，腰椎上段，与腰丛神经持平。其间，出现疏密阴影，表明腰丛神经与腰大肌关系密切。其中，腰丛神经位于腰大肌的深面。股神经由腰2、腰3、腰4前支后股组成，后入腰大肌内融合，并从其外下侧穿出，于腰大肌与髂腰肌之间，进入髂窝；生殖股神经，来自腰1、腰2神经前支，穿过腰大肌后，在髂总动脉外侧、输尿管后侧，分为股支与生殖支；在腰大肌实

图中标注：
肋弓　椎体后棘突　腰深层腰大肌　竖脊肌　左侧腹　髂嵴

质内形成一条总干后，经腰大肌的内侧穿出……上述列举的腰丛神经及其分支的股神经、生殖股神经、闭孔神经等，同腰大肌的特殊关系，是腰大肌与腰丛神经的生态生理关系；如若腰大肌发生劳伤性痉挛与挛缩之时，其势必会使深藏于腰大肌肌质内的神经，产生肌性收缩对腰丛神经的卡压，从而在临床上出现腰丛神经受卡压的相应症状。故经筋疗法，提出腰是下肢病症的总根源的辨证理论，并通过多年来临床实践验证，证实了解除腰大肌挛缩对腰丛神经的卡压具有人体结构的科学依据。从经筋走向可见，腰部有足太阳经筋、足少阳经筋、足阳明经筋通过。足阳明经筋在冲脉部由表入里，行经腰脊前的腰大肌、腰小肌部，由此可知古人也知道腰节段的辨证机制。

四、臀上皮神经"扳机点"经筋辨证

臀部皮神经，分为臀上皮神经、臀中皮神经及臀下皮神经3个组别。自T_{11}至L_4或$L_{1\sim3}$发出，分别穿出椎间孔后，紧贴$L_{1\sim3}$横突背面及竖脊肌外缘，向外下方行走，沿途发出很多分支，主要分布于椎间关节连线外侧，再经骶棘肌与腰背筋膜浅层，然后跨过髂脊进入臀部皮肤，分为臀上、臀中及臀下3组，支配臀部皮肤（图6-5、图6-6）。

臀上皮神经的行程较长，中途可能受到阻滞的中间组织是：① 于椎间孔穿出时可能受阻；② 跨过$L_{1\sim3}$横突后面时，被纤维束固定在横突的后面，当腰部扭伤时，易受牵拉错位引起腰腿痛；③ 于骶棘肌及腰背筋膜浅层穿出时，因肌肉及筋膜纤维而发生阻滞；④ 跨越髂峰的骨纤维管时，易因孔洞的狭窄而受阻滞；⑤ 臀中皮神经1~3骶神经的后支，在髂后上棘至尾骨尖连线中1/3段穿出深筋膜，易在穿出深筋膜时受筋膜的影响；⑥ 臀下皮神经为股后皮神经分支，绕臀大肌下缘返向上行，穿出深筋膜时被阻滞（图6-7、图6-8）。

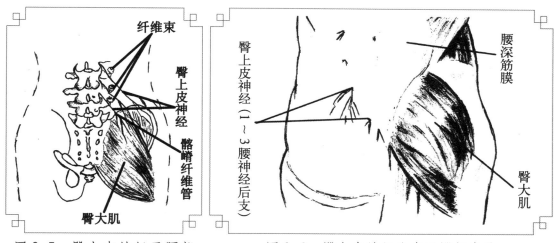

图 6-5　臀上皮神经于腰部　　　　图 6-6　臀上皮神经分布于臀部皮肤
　　　　　深层循行

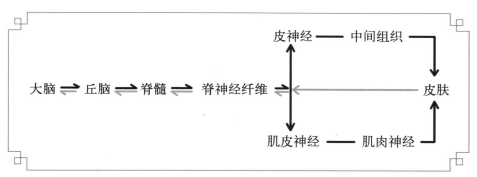

图 6-7　皮神经正常状态下传入传出

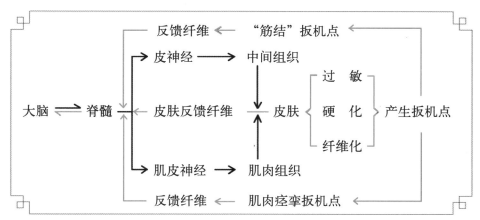

图 6-8　病理状态时的皮神经反馈性反应

① 臀上皮神经自脊髓发出，分布于臀上、臀中及臀下皮肤，其中途径所

过的经筋组织很多，而且易于发生阻闭，一是臀上皮神经的病变临床甚为常见；二是臀上皮神经病变的部位不论在哪一个节段，它的神经元仍然偏于脊髓，可以引起脊神经同源性的病态反应。临床上发现臀上皮神经病变与腰腿痛病变并存着，相当常见。经筋学说，在临床研究这个课题所取得的成果已经说明，这个课题不仅值得继续研究，而且具有广阔的前程（有关具体事宜，请参阅临床病例）。② 机体的经筋组织，包括皮肤组织、肌肉组织、多种中间组织，在其病变发生之时，均可有多种反应的症状表现，其中扳机点的反应表现，甚为特殊。医学上存在多种观点及解释方法，有称为过敏反应点或人体高敏反应状态等。对于扳机点的出现，将其形容为犹似枪支的扳机，具有扣之即发的特点，故称为扳机点（经筋疗法形成扳机点的三要素是皮肤过敏、硬化、纤维化）。臀上皮神经扳机点好发的位置，位于臀中皮神经靠近髂后上棘的周围筋膜上，可用经筋医术创立的"掌弓手法"检查获得，并能够与病人同步获得确认。臀中皮神经的扳机点，所引发的临床表现是"症状重而体征轻"。找到扳机点后，采用理筋消灶治法，阻断其疼痛。臀上皮神经扳机点的传入纤维，属于疼痛程度极高的过敏纤维，但只要找到扳机点即可深刻地理解本段经筋辨证论治，运用经筋疗法的施治方法，对本症治疗能快速起效，并获得快速治愈的医疗效果。

五、皮肤"筋结"卡压征象经筋辨证

1. 体表皮肤"筋结"卡压征象 见图6-9。

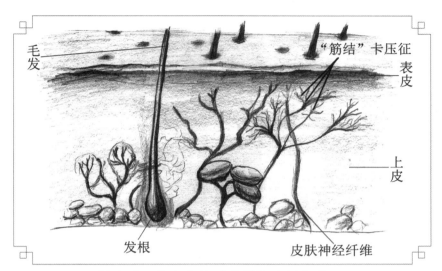

图 6-9 体表皮肤"筋结"卡压征象

2. 头皮皮肤"筋结"卡压征象 头皮皮肤分布的末梢神经广泛，皮肤受损的机遇很多。故头皮皮肤卡压出现的病变甚为常见（图6-10）。

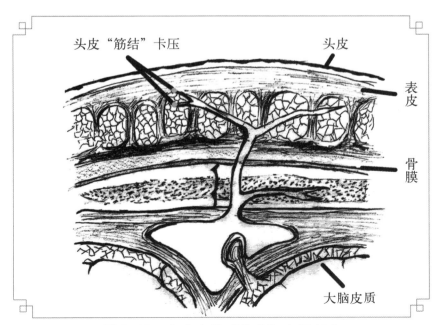

图 6-10 头皮皮肤"筋结"卡压征象

3. 手指掌背皮肤"筋结"卡压征象　手是人体从事劳作的主要工具。手的关节及皮肤，在人体劳作伸缩、提捏、推举等活动过程中，易于发生病变形成"筋结"（图6-11）。"筋结"卡压手指神经末梢，成为人体手指关节及手指皮肤常见病症。

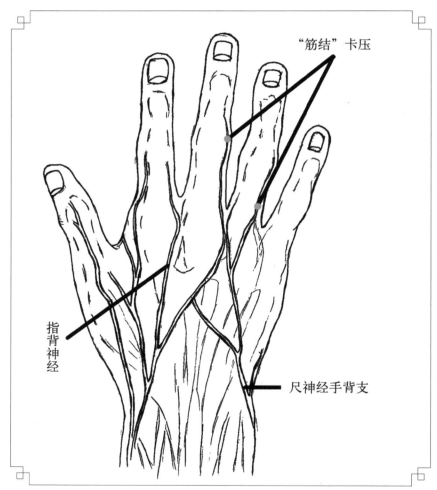

图 6-11　手指掌背皮肤"筋结"卡压征象

① 人体徒步走动时，足尖着地，足跟提起，依靠足尖对地面施加的压力，推动人体浅筋。这时，足尖既承受人体的全部重力，又担负人体前进的启动力及平衡力。② 人体走动的快与慢，不是依靠步行频率的快慢，而主要是靠足尖对地面施加的作用力（图6-12）。人对地面施加的作用力越大，前进的速度就越快。③ 由于足部在人体走动及劳作时负荷很大，故足部的劳伤甚为常见。

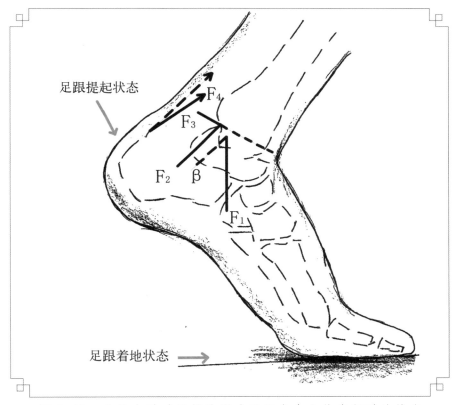

图 6-12　人体走动对足部的影响及足尖在人体步行时的状态

六、腹股沟节段经筋辨证

腹股沟段（冲脉段），古代医学视它为人体的生命中枢。《灵枢·海论篇》云："夫十二经脉者，内属于脏腑，外络于肢节，夫子乃合之于四海乎？"岐伯答曰："人亦有四海、十二经水。经水者，皆注于海，海有东西南北，命曰四海。"黄帝曰："以人应之奈何？"岐伯曰："人有髓海，有血海，有气海，有水谷之海，凡此四者，以应四海也。"黄帝曰："远乎哉，夫子之合人天地四海也，愿闻应之奈何？"岐伯答曰："必先明知阴阳表里荥输所在，四海定矣。"黄帝曰："定之奈何？"岐伯曰："胃者水谷之海，其输上在气街（冲），下至三里；冲脉者，为十二经之海，其输上在于大杼，下出于巨虚之上下廉；膻中者，为气之海，其输上在于柱骨之上下，前在于人迎，脑为髓之海，其输上在于其盖，下在风府。"黄帝曰："凡此四海者，何利何害？何生何败？"岐伯曰："得顺者生，得逆者败；知调者利，不知调者害。"因为冲脉是十二经脉之海，冲脉在腹股沟搏动，象征着人体的生命活动存在。中医古典《黄帝内经》曾有3篇章节专论冲脉，可见腹股沟冲脉节段，在医学中的重要地位。冲脉，是十二经脉气血下温足胫的主要通路，但是腹股沟段冲脉的经筋组织所形成的结构，甚为特殊，择述如下。

1. 股前区的浅筋膜与腹前壁的筋膜相延续，筋膜内有皮神经及血管、淋巴及淋巴结等。

2. 深筋膜范围宽广，致密坚厚。

3. 在腹股沟前区形成股三角。股三角内有股鞘、股管、股神经、股动脉、股静脉、淋巴管及淋巴结等。

4. 股管位于腹股沟内侧，股环隔膜的上面衬有腹膜。

5. 收肌管位于股前内侧，长约15cm，呈菱形间隙，其前壁为分布于股内侧肌、股外侧肌及大收肌的收腱板，管内有隐神经、股动脉及股静脉等，收肌管的上口接股三角，下口为肌腱裂孔；管的内侧壁为股内侧肌，管的后侧壁为内收肌及大收肌；在收肌管的下段，由股动脉发出的膝降动脉，与隐神经于股薄肌及缝匠肌之间穿过收肌管前壁，分布于膝关节、小腿及足内侧沿的皮肤。股三角与腘窝内的疏松组织，通过收肌管彼此互相连联，故此二处的炎症、胀肿，均可互相蔓延（图6-13）。

从古人认识冲脉下降的重要性到现代科学知识，虽然两种医学的说法及所用的术语不相同，但共同认识冲脉区域的医用价值是一致的。因此，经筋疗法，将腹股沟节段的组织结构特点加以应用，主要运用它的两大特点：①

股三角、收肌管及腱裂孔，实际是我国医学所论述的经隧；② 经隧沿途，分布着人体的多条肌肉，丰富的筋膜等组织。

在生理状态下，经隧畅通，动、静脉运输气血正常。但在人体肌筋劳伤的病理状态下，一是导致经隧自身的闭阻，二是肌肉痉挛收缩，形成犹如运输交通线路上的山坡泥土坍塌，严重阻塞整个交通线路。人体这种生理病理机制，是人体自身组织结构与病变发生的客观现实。经筋疗法，注重了人体这种生理病理发生机制，将它应用于医疗实践，把传统的中医理论结合现代医学通过壮医的理筋手法进行治疗，收到了显著的效果。

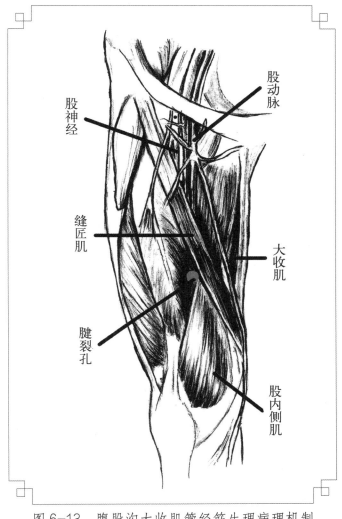

图 6-13　腹股沟大收肌管经筋生理病理机制

第六节　修身的经筋辨证

经筋疗法的宗旨是为了修身，学习《经筋疗法》，掌握经筋疗法知识，可以帮助人的身体进行"修身"治疗，"修身"即维修保养身体，通过经筋疗法的医理、医技、医术、手势方法，修正身体已经形成的"筋结"病灶，解除疾病，对人的身体起到维护保养的作用。《灵枢·卫气》载："能别阴阳十二经者，知病之所生；知候虚实之所在者，能得病之高下；知六腑之气街者，能知解结契绍于门户；能知虚实之坚软者，知补泻之所在；能知六经标本者，可以无惑于天下。"调理人体经隧通调畅通，天人地三气同步；身体各个组织器官相互平衡，从而达到身安而使心宁，这正是《经筋疗法》的独到之处，为经筋医学独有。

"筋结"病灶从医学角度而言，也是联缀百骸，维络周身，各有定位的物质组织结构的经筋，"筋结"病灶是邪气聚结于筋，致使人体经络不通，甚或造成经隧阻滞，导致人体百病丛生；现代医学所表达的如"痛性小结"大多也是筋结，它阻碍细胞组织周围的正常血液循环，压迫其周围的神经、血管、淋巴等组织，改变了细胞周围组织的正常生理环境，破坏了周围正常细胞的新陈代谢，进而导致一系列的症状及并发症。《素问·上古天真论》曰："夫上古圣人之教下也，皆谓之，虚邪贼风，避之有时，恬惔虚无，真气从之；精神内守，病安从来。"遵从自然规律来进行养生保健，何患之有？"身"不安，何以为安；身体作为生命的载体不可或缺，心着床于身体，二者融合生命才能生生不息，"身"不在一切皆空，所以修身是一切的根本。

人体疾病的表现形式大多是以"疼痛"这一现象来反映，还有酸、麻、胀、痒等表述，让人们难以忍受的应该不是疾病的本身，而是疾病所带来的反应，其中最让人们无法接受的就是"疼痛"，有人说疼痛是比死亡更可怕的恶魔，疼痛是一个矛盾的中合体，既有主观性存在也有客观性存在，它是人体不可缺少的信息反应；引起疼痛有很多方面的因素：心理因素、生理因素、病理因素、物理因素、化学因素等。

疼痛对于现代我们人类及现代的医学界来说依然是一个谜，疼痛是难以归纳的令人迷惑的问题。在现行的医疗体系里，有一件事医生从来没有做过，那就是他们从来没有检查过患者到底有多少疼痛。从过去到现在的医学理论上，通常认为疼痛是主观现象，每个人的感受各异，在临床中，疼痛被当作一种心理感受，这种感受很难客观地度量，这种观点正好说明了为什么疼痛依然是一个谜。

据考察研究而得出结论，没有人能够用数字客观地定量疼痛。在医学界的确有医生用数字测定疼痛，但是测量的方法或者是语言评分，或者是视觉量表，这些不同方法的测量结果，虽然都是用数字记录下来，但是都有先天不足，其中之一就是在报告疼痛的时候有个体偏见。患者报告给实验人员的疼痛度量毫无疑问是主观的，而主观的疼痛有随时波动的可能，即便可能，也非常难以用固定的参数去客观地评定每一个人的疼痛。疼痛定量要具备科学价值，就必须能够在不同的地点、不同的时间，由不同的实验员从同一位受试者身上得出相同的疼痛定量。可是至今没有获悉谁能提供一个满足上述条件的方法。在医学界，用可靠、可重复的数字去表示疼痛度，迄今为止，依然是美好的愿望。

人有疾病，即人的形体——"身"有病痛，在这样的情况下，人是否能拥有真正的安心、真正的快乐、真正的安详？要讨论这一课题，就要从心性之学来简单地论述。通常每个人（身）由面部的表情、态度、动作和语言表达等综合起来，才构成为一个人的行为，所有这些行为，是由整个人体的"身"在运作。按照固有的传统文化来讲，同时能起"见、闻、觉、知"作用的，还正是意识的范围，意识与脑的作用，几乎是连在一起的。至于传统文化中所说的"心"，是包括这个人体的头脑、四肢、百骸、脏腑，甚至所有的细胞；"身"是"心"的附庸。在现实存在的生命作用上，人们一切思想行为表现在"外用"方面，完全是因为有身，才能造成这个人世间芸芸众生的种种现象；曾子说："心不在焉，视而不见，听而不闻，食而不知其味，此谓修身在正其心。"

总之，"修身"的重点在于"正心"，并不是在修饰外形，所以说修身在正其心，道在心，不在外形。但"心"在哪里？什么是"心"？怎样才是"心"在？怎样才是"正心"？传统文化所说的"心"是包括整个人体的头脑、四肢、百骸、脏腑，甚至所有全体细胞，乃至现有生命活力所波及的反射作用，以及思维、想念和意识所反映的"见、闻、觉、知"等功用，都是——

"心"的"能知""所知"的作用，它既不是纯生理的，又不是纯精神的，都是属于"心"的范畴。所以可以知道传统文化中的"心"是一个代号，是一个代名词。"心"是生理、精神合一的代号，心和身是不可分割的。它是"心物一元"的名称而已。《灵枢·五变》云："人之有常病也，亦因其骨节、皮肤、腠理之不坚固者，邪之所舍也，故常为病也。"由此可知，人体五脏六腑的功能状况，直接同筋肉联系在一起。运用经筋疗法对人的"体"进行"修身"，身修而后筋松脉通，促进身体气血运行输布。《灵枢·本脏》云："人之血气精神者，所以奉生而周于性命者也。"说明血气精神，皆来源于安宁的脏腑，脏腑的处态安宁，依赖于筋肉系结骨属结构的稳固，人体的筋系结构对整个人身不可或缺。经筋疗法以"消灶理筋法"达到松解"筋结"对机体组织的压迫，从而疏通经络。贯彻实施"通则不痛"的不二法则，即通过理筋来实现"扶正"的功效，达到提高机体自身"祛邪"能力。"祛邪扶正"后人体与外界环境之间的物质和能量交换以及人体的物质和能量的转变过程，易于平衡，《素问·上古天真论》岐伯曰："上古之人，其知道者，法于阴阳，和于术数，食饮有节，起居有常，不妄作劳，故能形与神俱，而尽终其天年，度百岁乃去。"说明了人体阴阳平衡，人的精气神内敛，是"天人地合一"的观点。能知道并做到这样修身，身安了，心安了，则心在，人的"体"将无惑于天下了。

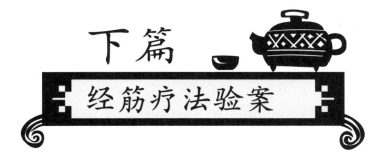

下篇

经筋疗法验案

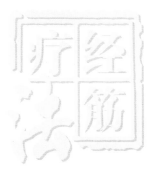

第七章
经筋疗法临床病案

第一节　偏头痛

【病症概述】　慢性偏头痛，是临床上常见的多发病症。

1. 本症西医学称之为偏头痛，英文名migraine，属神经内科。偏头痛发病原因及机制并不十分明确；从病理生理学角度看，西医学认为其与神经、血管有关。西医诊断通过发作类型、家族史、临床表现、神经系统检查进行综合判断。西医治疗包括药物治疗和非药物治疗两个方面。非药物治疗主要是物理疗法，可采取用磁疗、氧疗、心理疏导，缓解压力，保持健康的生活方式，以避免各种偏头痛诱因。

2. 中医本症属于少阳经证，指头部经脉绌急或失养，清窍不利所引起的头部疼痛；病因以外感六淫、内伤不足、久病致虚等因素为主；治疗以辨证施治，对症下药为主。

3. 经筋疗法从经筋学说分析，以经筋筋结肌收缩性头痛最为常见。多因头颈部的肌筋持续性收缩，少阳经经筋之气机枢转失衡，气滞血瘀，经脉阻闭，导致"天人地"三气不通，"三道两路"受阻，发生"不通则痛"的临床表现。主要由于气血亏虚，反复感受外邪，尤其感受风、寒、湿三邪；或因过度疲劳、情绪紧张、月经来潮等因素而诱发。目前治疗缺乏特效疗法，故病程迁延日久不愈，属于难治病之列。

【临床表现】

1. 主要症状 头痛多偏于一侧，以颞筋区的疼痛尤为剧烈。严重者，头若紧箍，痛不可忍，烦躁不安，可伴见局部热感、流泪、头晕、颈僵等。

2. 病灶体征 头痛之侧，皮色潮红，脉管怒张。

3. 经筋查灶 常于眶隔筋区的内上角及眶上缘，查见大皱眉肌及眶上孔肌筋形成的筋结病灶；眶外梢的小皱眉肌，形成蒜米状的筋结；颞筋区的前、后颞肌及筋膜，除于颞上线查到至少有3个筋结点病灶以外，尚可查到其小索形病灶；上关及下关腧穴，多形成紧张块状病变。部分病例，颞肌呈现肌凝块症；耳筋区的上耳、前耳肌及后耳肌，呈屈曲状筋结；枕筋区的项上线肌筋附着点及颈，可查到筋结点及斜方肌、颈夹肌、头长肌等呈索样变。部分病例的前胸及背胸，亦可查到相应的肌筋"筋结"病灶形成（详见经筋病灶图解）。

【机制释义】 人体头部，除手三阳经筋由手走头，分别终于额角及目外眦以外，还有足三阳经由足走头，形成目外侧"目上网"及"目下网"，构成阳经集结区域。①手足活动时，经筋线牵拉引力的应力点可于头部发生"筋结"病灶；②少阳经居于太阳与阳明经之间，成为经气表与里的输转枢纽，循行于头的侧面，枢纽运转失衡时，形成病变，主要表现于头之侧面，故为偏头痛；③阳经属阳，遇寒伤阳，遇湿经滞，遇风伤风，故外邪入腠袭筋时，病情触发；④由于病变时经脉阻滞，气滞血瘀，经络阻闭，一则形成"不通则痛"的临床症状表现，二则形成经筋结灶，具有可触察到的阳性病灶体征；⑤由于头部的筋脉丰富，且其浅薄而紧，故其病变发生时，致痛尤烈。

【治疗方法】

1. 在进行全身查灶基础上，贯彻"以灶为腧"法则，以理筋手法施予理筋解结。

2. 重点对眶隔筋区、颞筋区，枕筋区及颈筋区据以每一个病灶的不同特点，运用不同的手法理筋，达到筋结病灶的一般松解。

3. 针对上述筋区的瘤结病灶，以固灶行针方法，应用尽筋分刺、轻点刺络、分段消灶、轮刺离筋等，加以针刺消灶解结。

4. 于头颈、背、胸可行拔罐部位，施以投拔火罐治疗，令施治部位，充分潮红充血，利于病灶的吸收修复。

5. 根据患者病情需要及承受能力，进行补遗及辅助治疗。施治次数及疗程间隔，按治疗常规执行。经筋疗法治疗偏头痛病例具有起效迅速、远期疗效好、无须服用药物助疗等优点。

【病例择举】　曾某，男性，56岁，邮电局干部。患左侧颞区偏头痛12年，病情反复，多于春初、秋末及饮酒、劳累等时发作。此次发作，历时月余，针药治疗，疼痛未减。曾进行五官科检查及CT颅颈摄片，排除占位性病变，颈5～7轻度骨质增生。经筋查灶：左侧颞部及面颈皮色潮红，颞筋区静脉怒张。手触查灶，大小皱眉肌呈病态结灶状；颞肌及颞筋膜呈硬结块样，伴存5个病灶结点；枕区风池穴，触及尽筋硬结点；颈侧胸锁乳突肌中段、颈夹肌、头夹肌等呈筋结反应；肩胛提肌颈部起始段及其延至的肩胛内上角呈索样结灶；冈上肌呈块样硬结。按治疗常规施治，重点对眶隔、颞区、枕颈及肩筋区施以综合消灶方法治疗。首次施治，病情获得显著缓解；治疗2个疗程，痼疾消除，追踪观察3年，疗效稳定。

【编者按】　肌筋性头痛，世人对它具有共识，如美国脑科学专家彼德森指出："头痛是由于颈的肌肉及纤维僵紧而引起。"彼氏创导了"拉颈法"治疗头痛，坚持治疗3个月可把疾病治愈。JK Grwa等在报告研究肌紧张和疼痛的关系时，发现持续性肌收缩触发疼痛，提出"紧张性疼痛学说"；Taylor等提到近年来美国约有1/3的患者有与紧张相关的疾患（SRDS）。由此可见，肌筋性疼痛及紧张证候，在人群中相当普遍。经筋疗法，运用"综合消灶"手段，解除持续性收缩状态的筋结，对于筋性致痛，具有优于药物治疗的效果。

偏头痛患者"筋结"病灶在额面部包括眶隔区由内而外1线、2线、3线以及侧部颞区由上而下1线、2线、3线筋结病灶点（图7-1、图7-2）。

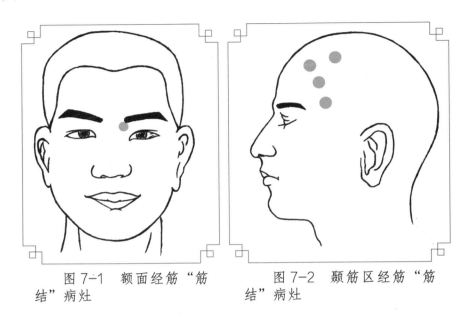

图 7-1　额面经筋"筋
结"病灶

图 7-2　颞筋区经筋"筋
结"病灶

偏头痛患者"筋结"病灶在枕部筋区包括由内而外1线、2线、3线及肩背
部筋区由内而外1线、2线、3线筋结病灶好发部位（图7-3、图7-4）

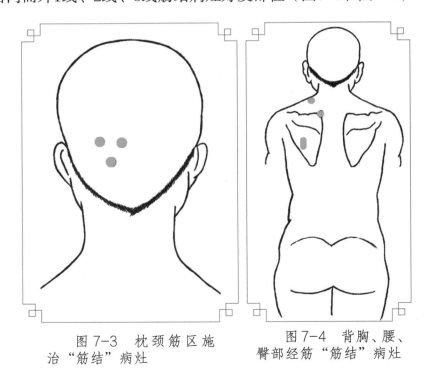

图 7-3　枕颈筋区施
治"筋结"病灶

图 7-4　背胸、腰、
臀部经筋"筋结"病灶

额面部1线2号筋结病灶在大皱眉肌、小皱眉肌及眼轮匝肌，发作时大多可以查到颗粒状筋结病灶，且阳性体征反应明显（图7-5）。

颞部多为前颞，且好发于1线、2线、3线循行处，病灶大多数为细小条索状，这与颞肌结构相关（图7-6）。

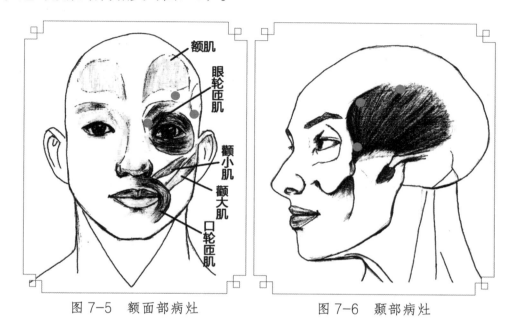

图 7-5　额面部病灶　　　　　　　图 7-6　颞部病灶

枕部偏头痛患者病灶多发于枕外粗隆，沿人字缝进行查灶，病灶好发于1线枕大神经、2线枕小神经根出处，多为粗糙不规则形筋结病灶（图7-7）。

肩颈部在颈肩交界处，有斜方肌、冈上肌、竖直肌、肩胛舌骨肌、颈颊肌等，肩胛内角处有斜方肌、竖直肌、大小菱形肌等。偏头痛患者以竖直肌、斜方肌、冈上肌为主，大圆肌中间点为主病灶，多为条索状（图7-8）。

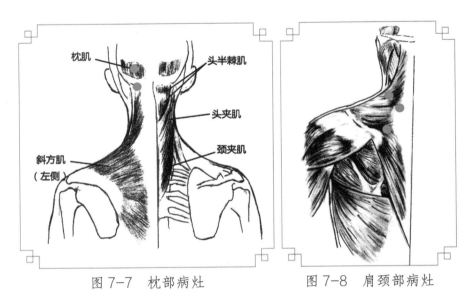

图 7-7　枕部病灶　　　　　　　图 7-8　肩颈部病灶

图7-1～图7-4是经筋疗法3线循行路线图，图7-5～图7-8是现代医学人体解剖图，可将它们进行对应。

偏头痛的经筋病灶手势手法

见图7-9～图7-13。

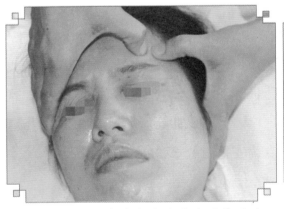

图 7-9　2号筋结病灶施治的手势手法

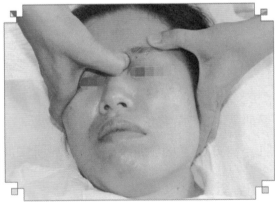

图 7-10　4号筋结病灶经筋施治的手势手法

右手掌弓手大拇指查消眶隔区2号筋结病灶，偏头痛主要以大皱眉肌1线肌筋结为主，以小皱眉肌筋结为辅进行查灶检查

右手掌弓手大拇指查消眶隔区2线4号筋结病灶，偏头痛主要以额肌筋结为主进行查灶检查，此处筋结病灶多呈现为细小条索状

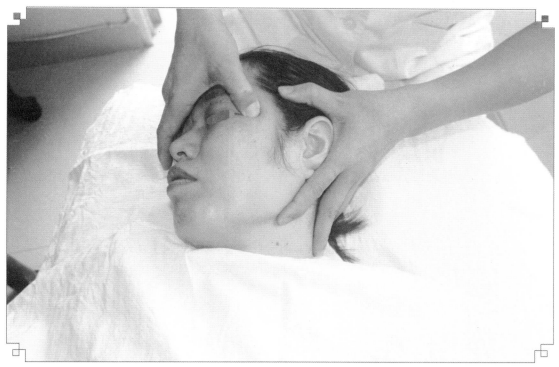

图7-11　5号筋结病灶施治的手势手法

右手掌弓手大拇指查消眶隔区3线5号筋结病灶，偏头痛主要以颞肌肌腱附着于眼眶隔外沿处筋结病灶为主，此处筋结病灶以薄而坚紧多见。

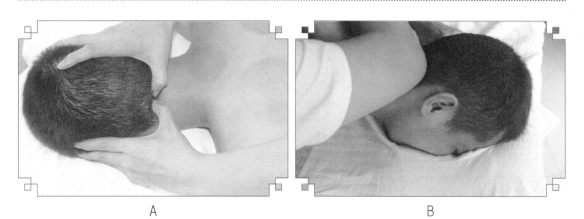

A　　　　　　　　　　　　　　　　B

图7-12　运用掌弓手、肘部手势手法对枕骶的施治

运用双手掌弓手大拇指查消枕底部筋结病灶，右手肘臂、肘尖查消枕筋区1线、2线、3线筋结病灶，偏头痛主要以斜方肌、头夹肌、颈夹肌筋结病灶为主进行查灶消灶，多以条索状病灶为主出现。

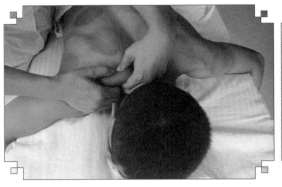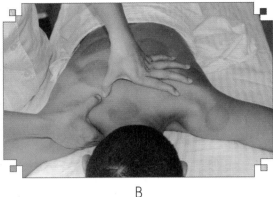

A   B

图 7-13　肩部筋结病灶施治的手势手法

运用双手掌弓手势查消肩部筋区，1线以斜方肌为主，2线以冈上肌为主，3线以冈下肌为主。对3线进行查灶消灶，偏头痛以1线斜方肌与2线冈上肌的肩中带为重点进行查灶消灶。

偏头痛的筋结病灶固灶行针法

见图7-14～图7-18。

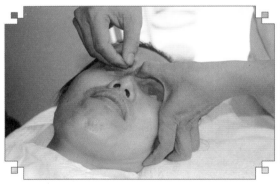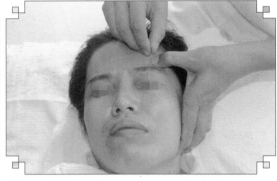

图 7-14　对 2 号筋结病灶进行固灶行针　　　图 7-15　对 4 号筋结病灶进行固灶行针

对眶隔区2线4号筋结病灶进行固灶行针时，左手掌弓手大拇指先在4号区域进行查灶，其余四指并拢形成支点，配合大拇指固灶，4号筋结病灶大多好发在眶隔上眉毛外2/3及眉毛上0.5cm处，多为细小、坚紧条索型病灶。左手大拇指按压固住病灶，右手大拇指、示指、中指合力持针对病灶进行针刺消灶。此处消灶不宜运用移行点刺法，因此处病灶伴随有动静脉及神经。

对眶隔区1线2号筋结病灶进行固灶行针时，左手掌弓手的大拇指先在2号区域进行查灶，其余四指并拢形成支点，配合大拇指查灶固灶，2号筋结病灶大多好发在眶隔区内缘部，此处有大皱眉肌、小皱眉肌附着点，病灶多呈颗粒型。查出病灶后左右手配合进行固灶行针，2号病灶也不宜运用移行点刺法。

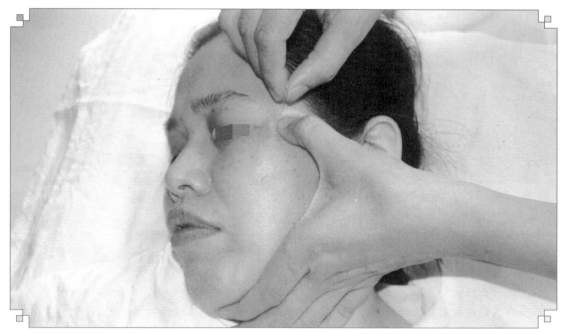

图 7-16 对颞筋区进行固灶行针

对颞筋区 5 号筋结病灶进行固灶行针时，左手呈掌弓手势，左手大拇指循眶隔区眉毛外下，颞肌肌腱在眶隔区的附着点，此处的筋结病灶多呈细小颗粒状为主；查出病灶后，左右手相互配合进行固灶行针。5 号病灶也不宜运用移行点刺法。

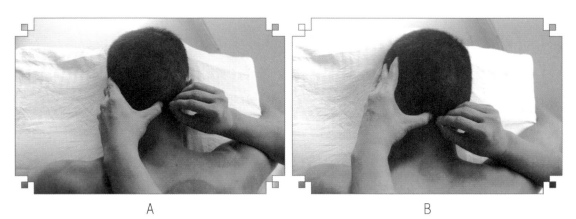

A   B

图 7-17 枕底部筋结病灶的固灶行针

对枕底部筋结病灶进行固灶行针时，左手呈掌弓手型，左手大拇指先从 3 线开始查灶，依次查 2 线病灶、1 线病灶，通过查灶甄别出 3 线、2 线、1 线枕底部筋结病灶的坚紧及观察患者的反应，选择出反应明显的筋结病灶进行针刺行针，先解决主要筋结病灶。行针以少而精为宜，宁缺毋滥。

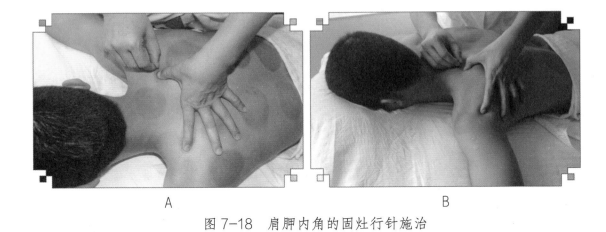

A   B

图 7-18　肩胛内角的固灶行针施治

对肩胛内角的筋结病灶进行固灶行针，左手呈掌弓手，左手大拇指在肩胛内角 2 线范围内由里而外仔细进行查灶，以小菱形肌筋结附着点为主；上角以肩胛舌骨肌、胸小肌肌腱附着点为主进行查灶；外角以冈上肌、斜方肌筋结附着点为主进行查灶检查。查出筋结病灶，选择出反应明显的筋结病灶进行针刺行针，采用先解决主要筋结病灶为主的治疗方法。

第二节　（筋性）眩晕症

【病症概述】

1. 本症西医学称之为眩晕症，英文名 vertigo，属耳鼻咽喉科。发病原因及机制不明确，从病理生理学角度，西医认为与神经、血管有关。西医诊断，通过发作类型、家族史、临床表现、神经系统检查来进行综合判断。西医治疗包括药物治疗、非药物治疗（复位治疗）、手术治疗。

2. 中医眩晕症始见于《黄帝内经》。《素问·至真要大论》曰："诸风掉眩，皆属于肝。"指出眩晕与肝关系密切。清窍失养，髓海不足，六淫外感，七情内伤等皆致眩晕。中医学认为，本症发生多以阴虚阳亢证居多，治疗当以清火滋阴潜阳；虚实夹杂者，或因虚致实，或由邪实致虚，当扶正以驱邪，或驱邪以安正，临床应权衡标本缓急轻重，辨证施治。

3. 筋性眩晕症，经筋疗法乃指经筋病变，临床产生类似真性眩晕症症状的一种病症。它是目前发现的29种筋性类似病之一。

眩，即眼花缭乱的一种症状；晕，乃是头晕，脑觉旋转不定的一种疾病症状。医学上常把这两种疾病症状表现并联在一起，统称眩晕。传统医学，多认为肝阴亏虚，导致肝阳上亢所致。现代医学所称的眩晕，系由于变态反应、水液代谢紊乱或内耳血管挛缩等，导致内耳迷路水肿引起，被称之为真性眩晕。真性眩晕发病突然，具有耳鸣、单双向性眼球震颤、恶心、呕吐、旋转感、面色苍白、四肢厥冷、冷汗等典型症状表现。一般数小时至半天后恢复正常，但易复发。

【临床表现】 主要症状：筋性眩晕，好发于体质强壮的青壮年人，常于遇寒受凉或上感时伴发起病，眼花缭乱症状突出。头晕主要是感觉头的晃动及躯体摇晃而有失衡感，轴心失衡为其主要感觉，但旋转感缺乏。无典型恶心呕吐、眼球震颤表现。病情延续时间较长，达数月乃至半年，症状不自行终止。此症对一般抗晕药物来说，疗效欠佳，所以成为临床上的疑难杂症之一。

1. 病灶体征 在进行医疗常规检查有关疾病阴性基础上，做经筋查灶专项检查。

2. 经筋查灶 依照经筋疗法查灶程序施行。

筋性眩晕症的阳性病灶好发于头颈筋区。头部眶隔筋区的7个经筋穴位（详见经筋穴位施治图）及颞筋区的前颞肌、后颞肌、小皱眉肌和耳筋区的耳上肌、耳前肌及耳后肌，皆可见肌紧张性亢进反应。眶隔筋区的大皱眉及颞筋区的小皱眉肌，形成挛缩反应的筋结点甚为突出。颞前肌的前肌束和前、后颞肌的联合部及颞筋膜，亦呈肌张性亢进。颈侧胸锁乳突肌、头夹肌、颈夹肌、颈长肌等，牵张性增强。颗粒型的筋结点，常于颞上线的肌筋牵拉应力点、耳肌分叉点及颈部胸锁乳突肌的中点查出。

【机制释义】 可能由于头颈肌筋牵张性的伸缩失衡，或因肌张力增强，导致迷路血管循环闭阻，而致迷路水肿，形成筋性眩晕症。但筋性病症占主导地位，迷路受波及占次要地位，故筋性眩晕症未出现旋转性眩晕，迷路反应的系列症状，如恶心呕吐、四肢厥冷等亦未多见。

【治疗方法】 本症的治疗方法，通过综合疗法的施治手段，来疏通经络。令经络畅流无阻，运输气血，濡养筋肉，筋柔节利，拘急去除，晕乃自息。施治具体方法，按经筋疗法施治程序实施。

① 运用理筋手法，重点对颈项、背胸及肢体的肌筋，进行广泛的舒筋活络治疗，达到整体功能的基本平衡。② 对头颈的眶隔筋区、颞筋区及颈侧和颈后筋区的筋结病灶，以针刺法进行刺疗，重点对眶隔区的1～7号筋结病灶、颞筋区的颞前、颞中、颞后、颞筋膜、小皱眉肌、耳三肌及颈侧的筋结病灶，施行系列解结的治疗，令阻闭的筋结点的气滞血瘀病态形成气行而血脉通畅的新局面，促进气血调和、筋脉和调。③ 在颞、额、颈、肩及背阳的经筋结灶，施以拔火罐治疗，既可促进血脉疏通，又可令其邪从表解。④ 辅助治疗。教导患者用简易的施治方法，进行辅助自我治疗，如用生姜点揉筋结病灶擦疗，用艾叶、青蒿、藿香等煎水，外洗挛缩的肌筋，促进全身的血脉流通。

经筋疗法治疗筋性眩晕症的疗效显著，且治愈后，病情不易复发。10多年前，笔者随父运用经筋疗法治愈筋性眩晕症12例。2005年后至今，治愈的病例不下百例，病例遍及国内外，通过调查对比分析发现，筋性眩晕症与人们的现代生活方式有直接的关系，过去人们生活方式比较单一，多是早睡早起，起居有常；现在的人们生活方式五彩缤纷、丰富多彩，休息状况更是如此这般，该睡的时候不睡，不该睡的时候更不睡。运用经筋辨证理论（中篇已经论述）进行辨证分析，可以了解现代社会出现越来越多的筋性眩晕症患者的原因。

【病例择举】 患者，农某，男，20岁，农民，家住广西凭祥市上石乡高志屯。某次下水库游泳后，患重感冒，伴筋性眩晕症发作。经当地治疗，重感冒病情已控制，但自觉头部轴心失衡的摇动感已持续半年且未消失，遂前来就诊。医疗常规有关检查全部呈阴性。经筋查灶检查，见眶隔筋区、颞筋区及颈背筋区，呈现广泛性的肌肉紧张亢进。眶筋区的7个经筋病灶（详见经筋筋结病灶施治图示）、颞区的颞上线、眉耳线及颞筋膜、颈侧及颈后延及冈上窝的肌筋，除肌张性亢进以外，于常用的经筋筋结部位查出筋结病灶24个。患者小学未毕业，文化素质甚低，但以其口语比拟，诉说自感躯体及头部轴心失衡感甚为生动，并陈述了半年来药物治疗疗效欠佳的历程。经筋科诊为筋性眩晕症，按综合理筋法施治程序，共施治6次，病获治愈。追踪2年，未见复发。

筋性眩晕症的筋结病灶好发部位

见图7-19～图7-22。

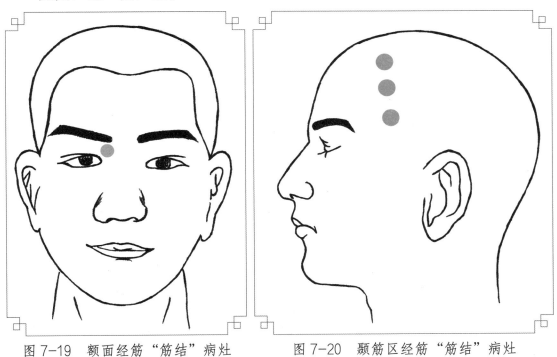

图 7-19　额面经筋"筋结"病灶　　　　图 7-20　颞筋区经筋"筋结"病灶

眶隔内上角1线2号筋结病灶，少阳经1线、2线、3线病灶（为条索状），两组病灶多为头前眩晕症病灶好发部位。

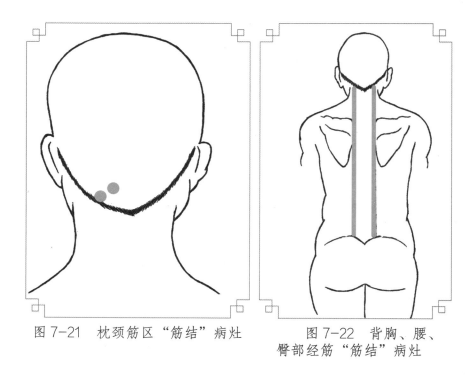

图 7-21 枕颈筋区"筋结"病灶　　　　图 7-22 背胸、腰、臀部经筋"筋结"病灶

头后眩晕症多在枕底部枕骨底由内而外1线、2线竖直肌、斜方肌交叉处出现病灶，多为粗糙样病灶；背部竖直肌的长肌多以整组为条索状病灶出现（经络针灸的夹脊穴各腧穴之间）。

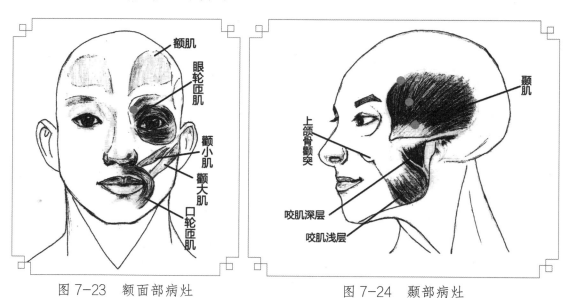

图 7-23 额面部病灶　　　　图 7-24 颞部病灶

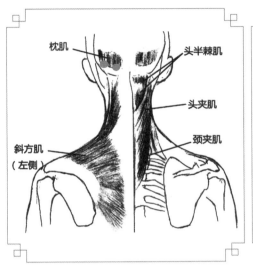

图 7-25　枕部病灶

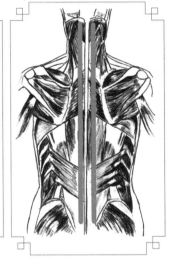

图 7-26　肩颈部病灶

眩晕症患者病灶多好发于枕部枕外粗隆，沿人字缝进行查灶，病灶好发于1线枕大神经、2线枕小神经根出处，多为粗糙样不规则形筋结病灶。

肩颈部在颈肩交界处，有斜方肌、冈上肌、竖直肌、肩胛舌骨肌、颈颊肌等，肩部有竖直肌、大菱形肌、小菱形肌等。眩晕症患者以竖直肌、斜方肌枕底部附着点为主，大圆肌中间点为辅，病灶多为条索状。

图7-23～图7-26为现代医学解剖与经筋疗法，可与图7-19～图7-22的经筋3线循行路线筋结病灶相互对照。

筋性眩晕症的筋结病灶手势手法

见图7-27～图7-30。

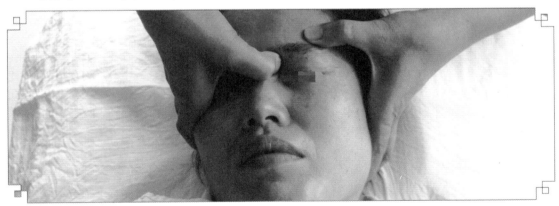

图 7-27　对眶隔区 2 号筋结病灶进行施治的手势手法

左右手运用掌弓手对2线2号筋结病灶进行查灶检查，筋性眩晕症临床中多在眶隔区2号大皱眉肌内侧检查到颗粒状筋结病灶，有的患者仅用掌弓手大拇指进行消灶，症状即可获得减轻。

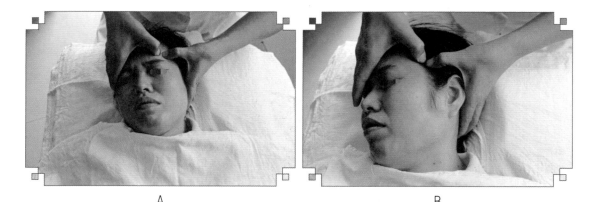

A   B

图7-28   对额面部的3号病灶往4号病灶处进行消灶解结

对额面部2线3号往4号病灶处进行查灶消灶检查时，3号病灶在眼眶隔外2/3眉毛及上眉毛边处，向上延伸0.5～1.0cm即为4号病灶，3号病灶多以颗粒状为主，4号病灶以条索状为主。

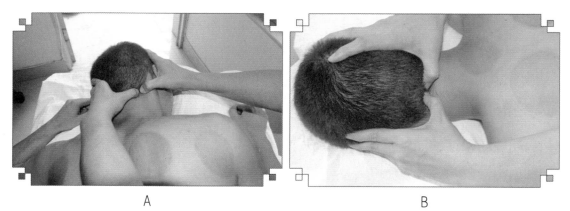

A   B

图7-29   对枕部的枕大神经、枕小神经处病灶进行施治的手势手法

枕部的1线枕大神经、2线枕小神经筋结病灶处，是眩晕症主要病灶的好发部位，掌弓手与弓钳手相互密切配合使用，由内而外从1线到2线到3线依次查灶消灶、边查边消、边消边查，以达到消灶解结目的。"消灶解结"是经筋疗法手势运用于治疗疾病的具体体现。

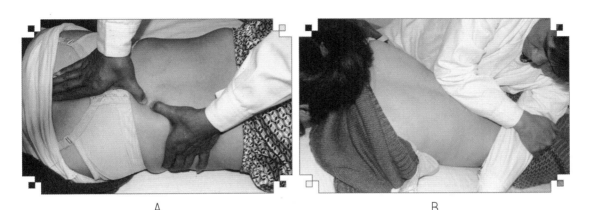

A　　　　　　　　　　　　　　B

图 7-30　对腰背部筋结病灶进行施治的手势手法

眩晕症对腰背部筋结病灶进行施治时，按经筋疗法查灶消灶方法，由里而外从 1 线、2 线、3 线依次进行检查，上从冈上肌、肩中带、肩胛内角、肩胛内缘、腰上三角等部位进行查灶消灶。

筋性眩晕症的筋结病灶固灶行针法

见图 7-31～图 7-34。

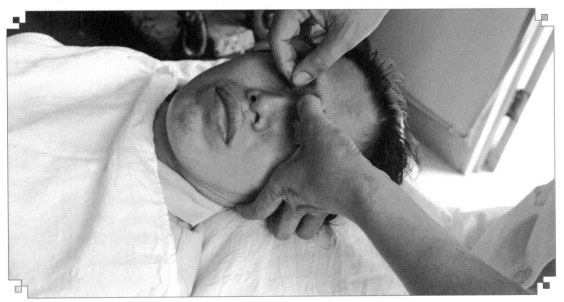

图 7-31　对 2 号筋结病灶的固灶行针治疗

对眶隔区 1 线 2 号筋结病灶进行固灶行针时，左手掌弓手的大拇指先在 2 号区域进行查灶，其余四指并拢形成支点，配合大拇指查灶固灶，2 号筋结病灶大多好发在眶隔区内缘部，此处有大皱眉肌、小皱眉肌附着点，病灶多呈颗粒型。查出病灶后左右手配合进行固灶行针，2 号病灶不宜运用移行点刺法。

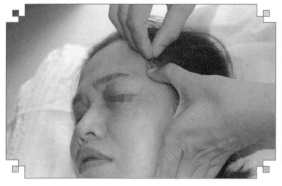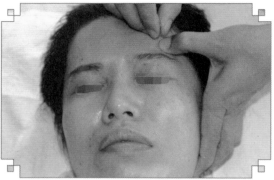

A   B

图 7-32　对颞筋区 2 线运用一孔多针法进行固灶行针的治疗

　　对颞筋区 2 线筋结病灶进行固灶行针时，左手掌弓手的大拇指一般先由眶隔区 3 号、4 号往上循查，其余四指并拢形成支点，配合大拇指查灶固灶，2 线筋结病灶大多好发在颞骨、蝶骨结合处，也是筋性眩晕症筋结病灶好发处。

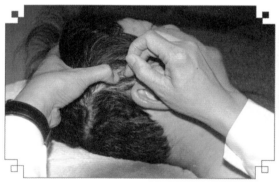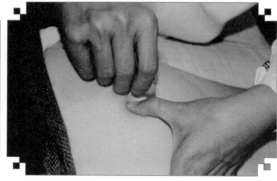

图 7-33　对头 2 线筋结病灶进行
移行点刺行针的施治

图 7-34　筋性眩晕症肩胛内缘部
筋结病灶的固灶行针施治

　　筋性眩晕症肩胛内缘部筋结病灶的固灶行针施治时，左手掌弓手的大拇指一般先由 2 线肩胛内角，由里而外由 2 线往 3 线上循查灶，其余四指并拢形成支点，配合大拇指查灶固灶，2 线筋结病灶大多好发在肩胛内角处，小菱形肌或肩中带附着点。

第三节 面神经麻痹

【病症概述】 本病症起病突然，是常于早晨洗脸、漱口时发现口眼㖞斜、眼睑下垂、面神经麻痹的一种病症。好发于一侧脸部，与中医学的"歪嘴风"相类似，属单侧周围性面神经麻痹导致的病变，与中风所引起的中枢性面瘫不同。部分病例起病前有同侧耳内、完骨（乳突）区及面部疼痛。起病后失治，可形成慢性病而经久不愈。

【临床表现】

1. 主要症状 病侧眼睑下垂，眼裂变宽，面部表情肌运动丧失，鼻唇沟变浅乃至消失，口歪向健侧，皱眉动作丧失，鼓腮及笑时面部偏歪，口裂不能合拢；可有流泪、面部发紧、偏头痛、倦怠、额纹消失、眼部肿等症状伴随。

2. 病灶体征 经筋查灶。常见患侧脸部肌肉质地变硬；大皱眉肌、鼻肌、提上唇肌、颧肌、咬肌、口轮匝肌、降口角肌、降下唇肌、二腹肌后腹等肌筋呈结块状，触捏疼痛显著。

【治疗方法】

1. 理筋手法施治 充分运用指合力的作用和功能，于患者额部做揉抹、揉捏的理筋治疗；将脸板提捏，并做轻轻的轮转性按摩，令脸部肌肉由硬结变柔软，放手后，患侧眼皮即可闭合；然后将钳弓手的拇指指腹，置于攒竹至眼眶内上角的大皱眉肌所处的部位，施以切拨的理筋手法；顺将施治手法沿向眉心、眼眶上缘、眉梢，对小皱眉肌及颞肌、耳肌，分别施以切按、切拨及切揉的理筋手法施治；对眼与鼻骨间沟，运用拇指尖作为施治工具，从目内眦至迎香之间的鼻骨与泪骨间沟，施以切按手法治疗；对颧肌、提上唇肌、降口角肌等可提捏的小肌，尽可采用提捏捻转手法加以施治；对咬肌、二腹肌，用切按法及切拨法揉筋施治，令这些肌筋获得筋舒而络活，利于麻痹的康复。

2. 针刺治疗　针对上述的筋结部位，运用毫针分次做筋结病灶针刺治疗。重点的刺治穴位是二腹肌二腹筋结点、咬肌的颊车点、提上唇肌的上唇筋结点、降口角肌的下唇筋结点。

3. 拔火罐治疗　对接受拔火罐治疗的患者，可分别于眉上额部、颞部及颊部投拔火罐治疗。部分合并颈肩不适而查有伤筋者，予颈后侧、肩背部等拔火罐治疗。

经筋疗法对急慢性面神经麻痹患者的治疗疗效突出，是临床上解除慢性面神经麻痹的有效疗法。

【病例择举】　患者，徐某，女性，55岁，广东省信宜农械厂职工家属。患左侧面神经麻痹，病史1年，曾行针灸、推拿按摩、康复及服中药等治疗，但病情顽固。向经筋科投治时，见患者左眼裂增宽，左眼及左面部中度肿胀，皱眉不能，左额皱纹消失，鼓腮时两唇欠合拢，面向右侧歪斜，左肩颈部明显酸痛。经筋查灶，左耳肌筋结触压疼痛，提上唇肌、颞肌、咬肌、二腹肌之二腹等，均呈结灶性筋结病态形征。用上述的三联疗法治疗，施治2次后，左眼及面部肿胀消除，口角㖞斜明显纠正，连续施治一个疗程，诸症消除。

【编者按】　末梢性面神经麻痹，又称Bell面瘫，其中部分急性期患者经一般方法施治后迅速恢复，但亦见少数顽固病例，运用一般疗法治疗，难以消除。从经筋疗法的检查所见，它似是一种筋性少阳证，除面部的症状为突出表现以外，头颈部及同侧之肩臂，皆可见明显的筋性病变反应。由于少阳经筋受闭阻，经络闭而不通，"着藏"于肌筋的经络、穴位及神经，皆受到紧张挛缩的肌筋压迫。因而舒筋解结，可使肌筋中的经络、穴位及神经获得康复。经筋疗法的实质，乃是"以通为补"的机体调节疗法，通调谷道、水道、气道，使人体"天""人""地"三气同步，所以具有广泛的适应证。

面神经麻痹筋结病灶好发部位

见图7-35～图7-37。

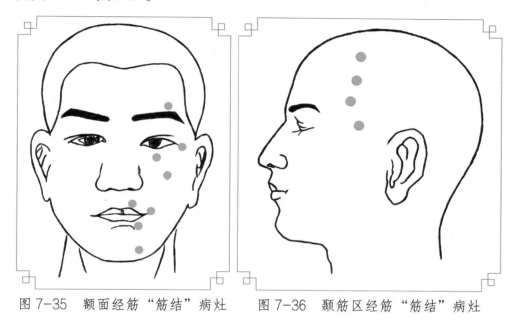

图 7-35 额面经筋"筋结"病灶   图 7-36 颞筋区经筋"筋结"病灶

面神经麻痹主要以足阳明经筋、足少阳经筋受寒、受凉，头面部经筋痉挛为主，大多面神经麻痹"筋结"好发部位在额面部1线、2线、3线，头侧面1线、2线、3线。

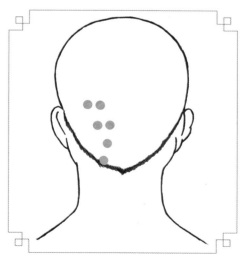

图 7-37 面神经麻痹枕颈
部好发部位"筋结"病灶

面神经麻痹枕颈部筋结病灶多好发于足太阳经筋枕颈部1线、2线、3线。

面神经麻痹面部病灶主要以降下唇肌、口轮匝肌、颧肌、提上唇鼻翼肌、眼轮匝肌、额肌形成的筋结点为主（图7-38）；颞部病灶主要以颞肌形成的筋结点为主（图7-39）。

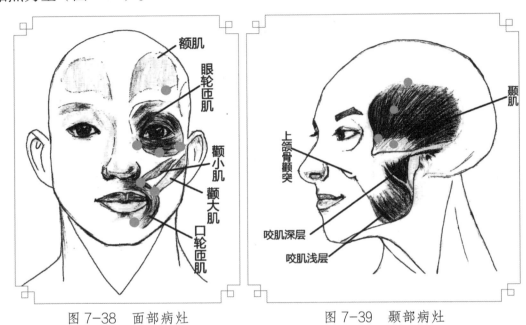

图 7-38　面部病灶　　　　　　　图 7-39　颞部病灶

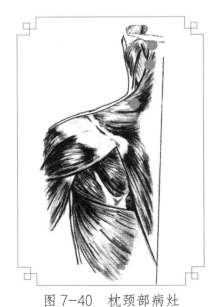

图 7-40　枕颈部病灶

面神经麻痹枕部、颈部病灶主要以枕肌、斜方肌、头颊肌、颈颊肌、冈上肌、肩胛内角形成的筋结点为主（图7-40）。

面神经麻痹的筋结病灶手势手法

见图7-41~图7-43。

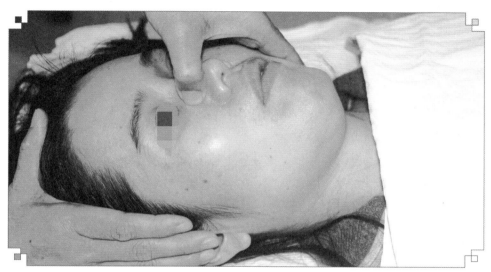

图 7-41 对眶隔区 7 号筋结病灶进行施治的手势手法

运用壮医经筋疗法，对 2 线眶隔区 7 号筋结病灶进行手势手法查灶消灶，手势以轻柔舒适为主，此处以提上唇肌附着点为主，眶下孔内有动静脉及神经出入。

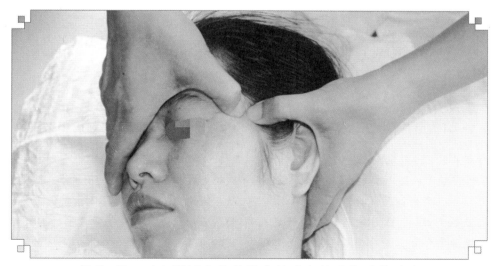

图 7-42 对眶隔区 6 号筋结病灶进行施治的手势手法

运用壮医经筋疗法，对 3 线眶隔区 6 号筋结病灶进行手势手法查灶消灶，双手以掌弓手配合弓钳手灵活交叉运用，仔细探查筋结病灶，消灶过程手势手法由轻而重，以患者能够承受为宜。

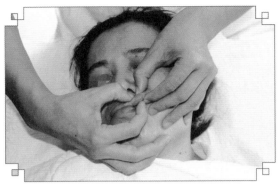
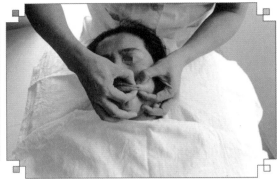

A   B

图 7-43   口部口轮匝肌的经筋手势手法消灶

对口部口轮匝肌、提上唇鼻翼肌交会部，运用经筋手势手法进行查灶消灶时，多以双手大拇指及示指形成的指功手势来进行，轻提轻揉，以患者自感轻松舒适为宜。

面神经麻痹的经筋病灶固灶行针

见图7-44～图7-47。

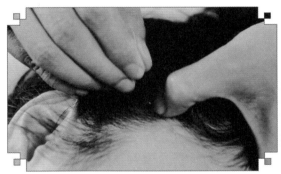

图 7-44   颞筋区的固灶行针施治

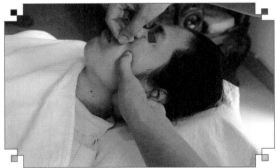

图 7-45   面部筋结病灶的固灶行针治疗

对颞筋区2线筋结病灶进行固灶行针时，左手掌弓手的大拇指一般先由眶隔区3号、4号往上循查，其余四指并拢形成支点，配合大拇指查灶固灶，2线筋结病灶大多好发在颞骨、蝶骨结合处。面神经麻痹症额面部眼睑麻痹，眼睛关闭不全等症状的出现，说明颞筋区部多有筋结病灶好发。

对面部筋结病灶的固灶行针治疗时，1线提上唇鼻翼肌在鼻翼的附着点；2线提上唇肌在眶隔区7号附着点；3线颧肌在颧骨及眶隔区6号附着点，左手掌弓手的大拇指对上述的筋结附着点，结合四指并拢形成支的点，相互配合进行固灶；右手持针对明显的筋结病灶进行消灶解结，以治疗面神经麻痹症。

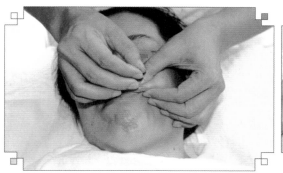

图 7-46　口部口轮匝肌筋结病灶的行针消灶

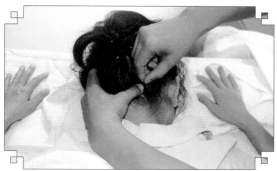

图 7-47　枕底部筋结病灶的固灶行针施治

对口部口轮匝肌、提上唇鼻翼肌交会部的病灶时，运用经筋固灶行针法进行消灶时，左手大拇指及示指形成的指功手势来进行固灶，轻提捏起病灶，右手持针，针刺病灶；左右手相互配合，针刺时左手对病灶进行捻转，右手行移行点刺针法，以消除病灶为目的。

枕部的 1 线枕大神经、2 线枕小神经筋结病灶处，是面神经麻痹症主要病灶的好发部位，左手掌弓手与弓钳手相互密切配合使用，由内而外从 1 线到 2 线到 3 线依次查灶，选择最坚紧、最明显的病灶；右手持针对病灶进行针刺消灶解结。

第四节　眼周围神经麻痹症

【病症概述】　眼周围神经麻痹症，属临床上的常见多发疾病。有医者认为，眼周围神经在颅内的行程较长，较易受损，致使眼的外直肌麻痹，出现麻痹性眼球向内聚视，外展运动受限。单侧或双侧的病变，皆于临床可见。本症属中医痹证之列。景岳云："痹者，闭也，闭塞之义。"《灵枢·周痹》云："刺痹者，必先切循其下之六经，视其虚实，及大络之血结而不通，乃虚而脉陷空者而调之，熨而通之。其瘈坚，转引而行之。"由此可知，眼周围神经麻痹的治疗，可用调、熨、转引、刺治等施治方法，使经络疏通，虚实调和，阴阳平衡，获得治愈。

【临床表现】　主要症状，患者眼球向内聚视，向外运动障碍；两侧眼球的眼周围神经同时发生病变时，两个眼睛皆可内侧聚视，俗称"斗鸡眼"。轻度患者眼球向外侧运动仅轻度受限；中度患者眼球常可只转动到达眼中轴；重度患者眼球转动丧失。单纯性的眼部眼周围神经麻痹，仅以眼球运动障碍为主要临床表现，部分患者伴有弱视力、复视症状，眼球形态一般不出现特殊改变。由于眼球向内侧固定凝视，患者眼球的外巩膜（俗称白膜）显露突出，故民间称之为"白眼病"。

病灶体征：在先天性弱智儿童、头部外伤、脑囊肿术后及不明原因所致的眼周围神经麻痹患者做经筋查灶检查时，皆可于患者的眶隔筋区，查出病灶位置固定、形态略具差异的筋结病灶。这些病灶主要分布在眼眶内上角、眶上缘中部、眼眶稍的经筋线行程终止点的"目上网"及"目下网"（详见经筋标本足阳明经、足太阳经及足少阳经别图等）。病灶形态以颗粒型者为主，亦见片状之筋结及线性形态的病灶体。

【机制释义】　筋结病灶的挛缩，发生经筋阻闭及气滞血瘀，导致眼部肌筋失其所养，筋之伸缩功能受碍，是眼外直肌麻痹的直接体现，可导致眼球向内聚视，外展运动受限。

【治疗方法】

1. 运用经筋查灶法于眶隔筋区，做细致的查灶；查明病灶的位置后，贯彻"以灶为腧"的治疗法则。

2. 运用点筋结切拨等理筋手法，对筋结病灶施以适宜治疗量的舒筋解结治疗，令其筋结初步松懈。

3. 针对眶内上角、眶上缘中部4号穴位，及"目上网"与"目下网"的筋结不同形态和硬结程度，谨慎以毫针在"固灶行针"操作下，分别对病灶进行点刺治疗。刺治眶内上角筋结病灶时，以左手大拇指做反方向伸向眶内上角，将其中的结灶向内上方固定，于额骨的眶内上缘，右手持针在针尖内上方向，施行轻微的点刺刺治；点刺时，双手协调，于骨面上做移行点刺3～5针；刺毕即出针，无须留针。在眶上缘中部4号筋结病灶施针前，先将"钳弓手"的大拇指（左），置在眶上缘中点骨边缘，做来回切拨动作。当病灶切得准确时，患者除了觉得"得气"，眼球和前额产生酸、麻、胀及沉重感以外，并出现视物重视现象（复视）。医者即可将病灶固定于眶骨内上缘，尔后做消灶施治。刺入深度一般为0.2～0.3cm，刺中筋结性病灶的疗效尤佳。"目上网"及"目下网"的筋结病灶，分别属于足太阳及足阳明经筋的网络筋结点；"目上网"位于眉梢末端，"目下网"位于眼裂外侧凹陷处，皆以"固灶行针"法刺治，用直入直出刺治法，不留针。针刺后，用小型拔罐器，于额部及太阳皮表，施行拔火罐治疗。教导家长及患者，学会简易的自我按摩，点揉筋结病灶做治疗，并持之以恒。

经筋疗法对外展神经麻痹的疗效显著，对治疗脑部车祸伤，脑囊肿术后遗留性先天性内斜眼，收效也很满意。

【病例择举】 　患者蒋某，桂林灌阳人，因车祸脑外伤昏迷，复苏后遗留左眼眼周围神经麻痹性眼球向内聚视，曾多方求治，但疗效欠佳，病情延续8个多月。1993年12月，接受经筋疗法施治，治疗1个疗程后，病情获得满意的康复，左眼转动正常，复视现象消失。

　　患者陈某，男，4岁，出生以来两眼球呈向内聚视的"斗鸡眼"状，经多方求治，病情如故。1994年12月，以经筋疗法双眼并治，经治疗2个疗程后，两眼球的麻痹性内斜视获得纠正，双眼多方向转动自如。

眼周围神经麻痹症的筋结病灶好发部位

　　见图7-48～图7-50。

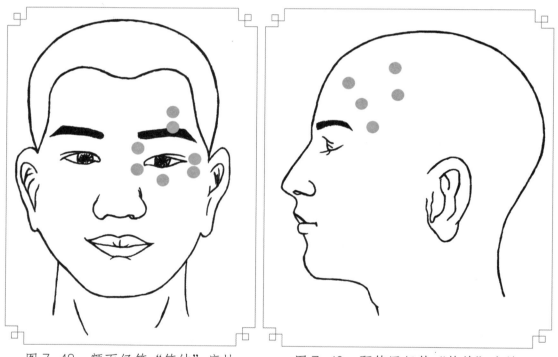

图7-48　额面经筋"筋结"病灶　　　　图7-49　颞筋区经筋"筋结"病灶

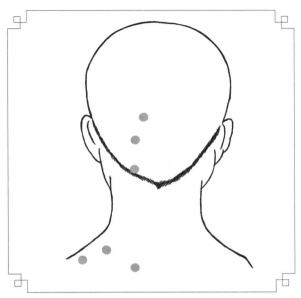

图 7-50　眼周围神经麻痹足太阳经筋
枕颈区好发"筋结"病灶

眼周围神经麻痹症多好发于足太阳经筋形成"目上网"的眼眶隔周围、足阳明经筋形成的"目下网"眼眶隔周围、足少阳经筋颞区（图7-51）。

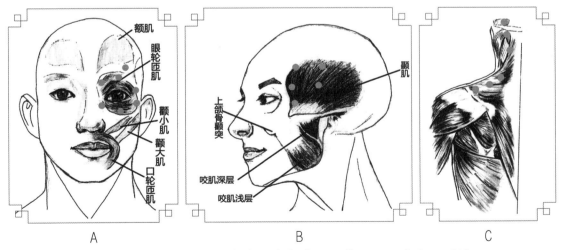

图 7-51　眼周围神经麻痹症多好发于眼轮匝肌、额肌、颞肌

眼周围神经麻痹症病灶主要位于枕肌、枕大神经发出部，头颊肌、颈颊肌、斜方肌交叉部，肩胛内角等也多为筋结好发部。

患者眼球的外巩膜（俗称白膜）显露突出（图7-52），民间称之为"白眼病"，双侧眼睑不能完全闭合。

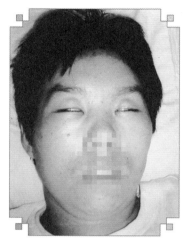

图 7-52　治疗前

眼周围神经麻痹症的筋结病灶手势手法

见图7-53～图7-55。

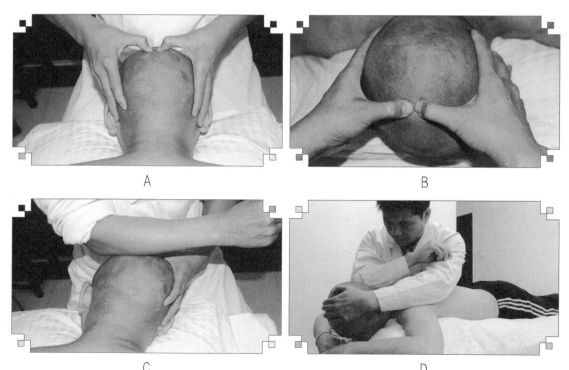

A

B

C

D

图 7-53　经筋手势手法对头顶部进行查灶消灶治疗

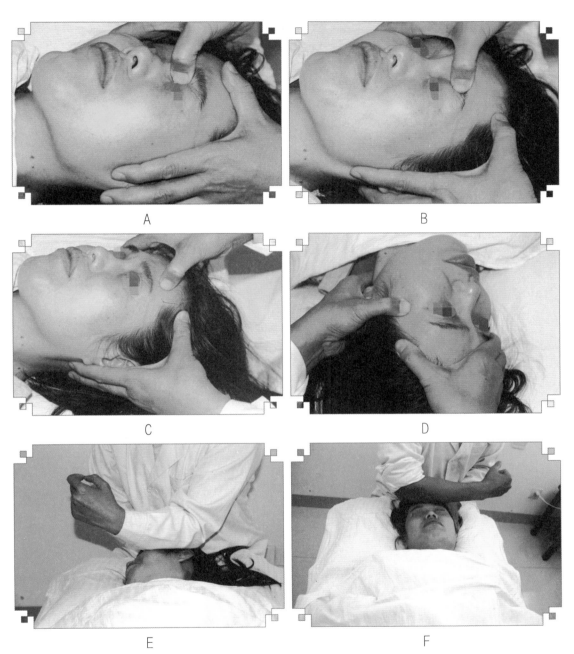

A

B

C

D

E

F

图 7-54　对面部进行查灶消灶治疗

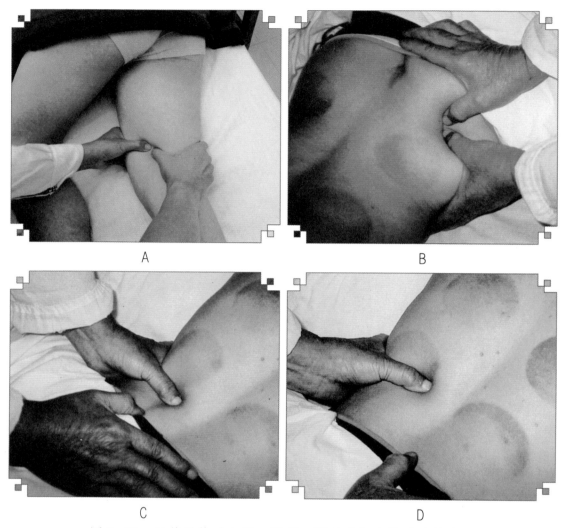

A

B

C

D

图 7-55 经筋手势对大腿、臀部、腰部进行查灶及消灶施治

眼周围神经麻痹症的筋结病灶手势手法治疗远及大腿、臀部、腰部，是因为足少阳经筋循行到颈部与足太阳经筋相互重合，上行至眼形成的"目上网"，两条经筋线形成的引力线对本症有重要影响，在治疗本症实践过程中得出的总结。对臀部1线、2线、3线下孖肌、梨状肌、上孖肌，腰部1线、2线、3线，腰3横突部、腰上三角反逗号点部的筋结病灶进行手势手法查灶消灶时，双手以掌弓手配合弓钳手灵活交叉运用，手势手法由轻而重，仔细探查筋结病灶，对于病灶实行边查边消的原则，消灶过程中以患者能够承受为宜。

经筋手势手法对肘部、肩部、颈部、枕部筋结病灶进行消灶见图7-56～图7-58。

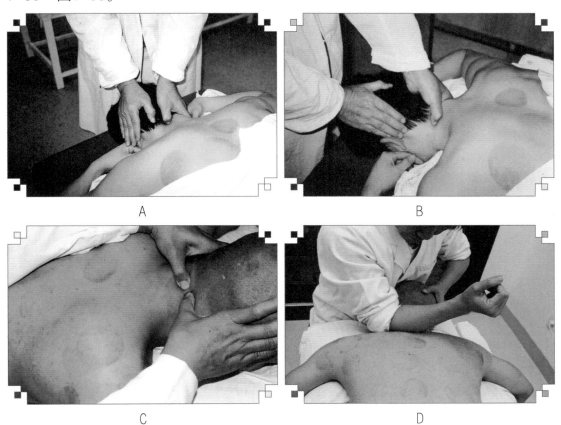

A   B

C   D

图 7-56 经筋手势手法对颈部、枕部的施治

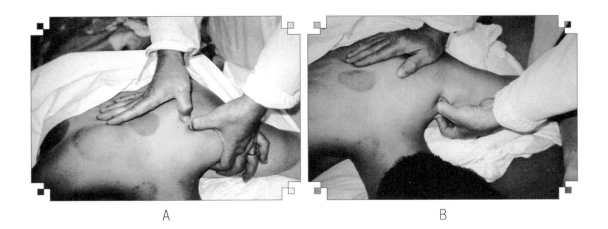

A   B

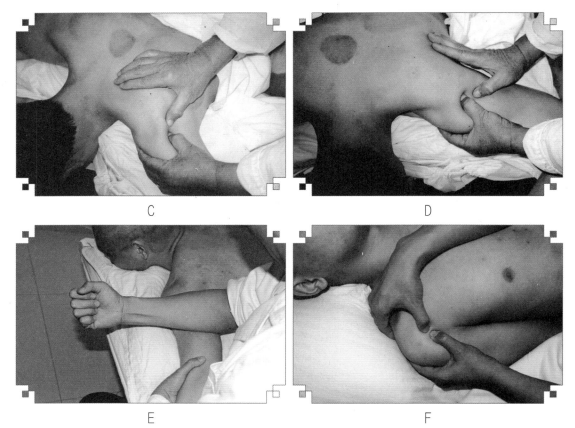

C

D

E

F

图 7-57　经筋手势手法对肩背部的施治

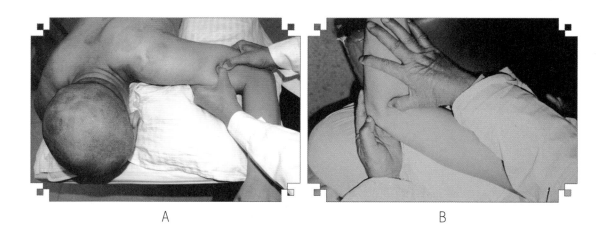

A

B

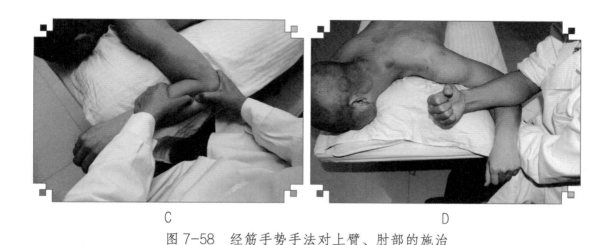

图 7-58 经筋手势手法对上臂、肘部的施治

对眼周围神经麻痹症肘部、肩部、颈部筋结病灶进行的手势手法治疗，远及肘部、肩部、颈部，是因为足少阳经筋、足太阳经筋循行到颈部与手太阳经筋、手少阳经筋、手阳明经筋有相互重合、相互渗融，上行至眼形成的"目上网"，颈部又是人体四大气街之一，是人体气机输转的主要枢纽，几条经筋线形成的引力线对本症有重要影响，这是在治疗本症实践过程中得出的总结。对肘部1线、2线、3线伸直总肌，肩部1线、2线、3线肩中带、冈上肌、三角肌，颈部1线、2线、3线横突部斜方肌、头夹肌、胸锁乳突肌的筋结病灶进行手势手法查灶消灶时，双手以掌弓手配合弓钳手灵活交叉运用，手势手法由轻而重，仔细探查筋结病灶，对于病灶实行边查边消的原则，以消灶筋结为目，消灶过程中以患者能够承受度为宜。

运用经筋疗法进行固灶行针

见图7-59～图7-62。

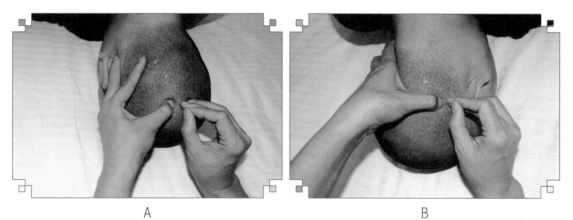

图 7-59 对头面部筋结病灶进行固灶行针

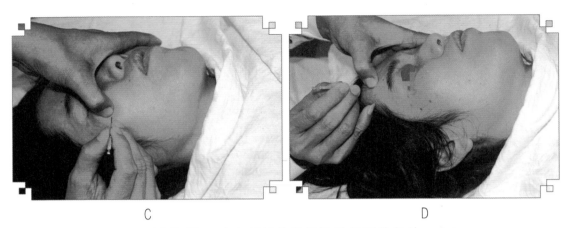

C

D

图 7-59 对头面部筋结病灶进行固灶行针

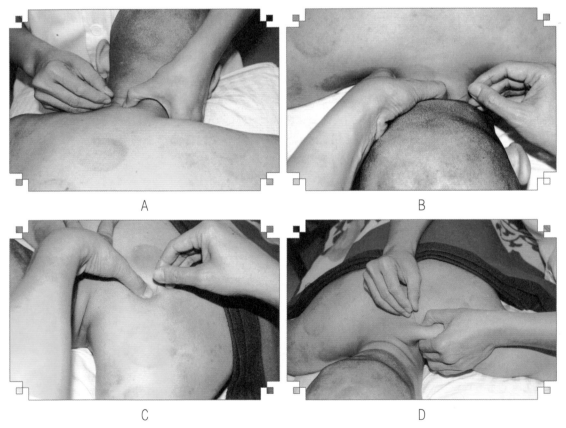

A

B

C

D

图 7-60 颈肩部筋结病灶的固灶行针

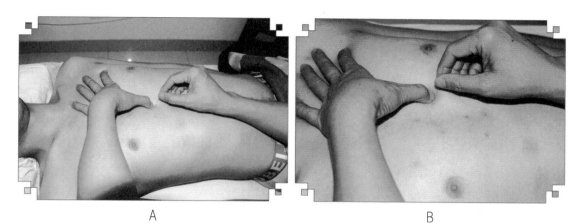

A   B

图 7-61 胸部筋结病灶的固灶行针

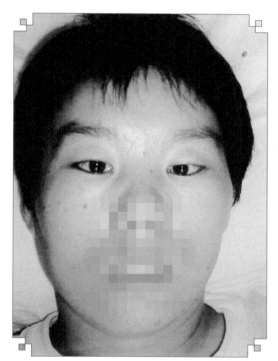

图 7-62 经筋疗法治疗后的效果

第五节　神经衰弱症

【病症概述】　神经衰弱症，是严重危害人类健康的慢性大脑功能紊乱疾患，1869年首先在美国提出，到现在已有100多年历史。据20世纪60年代高等医学院校统计，神经衰弱症占神经科、精神病科门诊总人数的60%，可见其发病率之高，已经达到惊人之地步。但是，正如我国著名神经科专家李舜伟教授所说的一样，诊断神经衰弱症是一回事，而治疗神经衰弱又是另一回事。药物治疗不仅疗效欠佳，而且后患无穷。因此，不少神经衰弱症患者病程迁延多年不愈，给他们的生活、工作和学习带来极大的痛苦。因此，探索医治神经衰弱症的有效新方法，特别是非药物治疗的高效疗法，乃是医界人士的重任。

【临床表现】

1. 主要症状　根据大脑涨落图的检测，神经衰弱症的多数患者属于兴奋型，主要表现为神经兴奋、易激动、失眠多梦、烦躁、记忆力减退等，合并有自主神经功能及机体代谢紊乱，患者的临床症状增多。抑制型的神经衰弱临床主要表现相反，以头重、眉心及枕部沉重感，伴嗜睡症状为突出表现。

2. 病灶体征　神经衰弱症的伤筋阳性病灶体征，可分为局限性及广泛性两个类型。局限型的病灶好发于头部的眶隔筋区、颞筋区、耳筋区、枕筋区及颈筋区，常见病灶点如大小皱眉肌肌筋点、颞肌筋结点、项上线肌筋附着点；颈侧肌筋点、肩胛提肌肌筋点及冈上肌筋点等（详见经筋病灶施治图示）。广泛伤筋型的病灶，除局限型的病灶以外，伤筋的部位可扩展至胸背、腰腹及肢体，需按广泛性伤筋的检查方法确定病灶部位。常见广泛型伤筋合并神经衰弱病灶好发部位是胸廓。胸廓结构复杂，病情隐蔽。胸廓隐性伤筋，除可形成筋性致因的"怪病"肋端综合征以外，亦可继发神经衰弱。据系统治疗观察154例，伤筋合并神经衰弱患者的病灶阳性体征，好发部位是：头部、颈部、胸廓及腰背。发于头部颞肌、枕额肌枕腹及皱眉肌12例；发于颈肩部冈上肌、肩胛提肌、肩胛舌骨肌下腹6例；发于胸廓肋弓、胸大肌、锁骨下肌68例；发于背部冈下肌、菱形肌、上后锯肌、背阔肌7例；两组以上合并者38例。伤筋的症状表现多为酸胀、疲乏、不同程度的疼痛及功能障碍。伤筋常见的阳性体征表现是肌紧张度增高以至硬结呈块状，触压疼痛，可触及粗糙状、索样、团块、结节或"痛性小结"，肋端伤筋的阳性体征是软、硬肋骨衔接处的活动度增大，压痛显著，个别可听到微弱的骨擦音；上胸伤筋，常于胸肋关节1～2肋间隙触及粗状物并压痛明显；右腋下6、7、8肋骨中段亦常可查出伤筋病灶；游离肋端也可出现触压疼痛病征；胸骨体乳头水平段，常有伤筋阳性筋结出现；大皱眉肌伤筋者，眶隔内上角能触及花生米粒状的病灶且压痛显著；小皱眉肌伤筋常伴随颞肌成为偏头痛的原因；颈2腰3横棘突，常因骨质增生于相应局部触及硬质点且压痛明显。

伤筋合并神经衰弱的特点，常见患者尚可入睡，夜半突然醒起，但自身不明为何而醒。这种情况的可能性解释是肌性疲劳，尤其是颈部的肌筋疲劳性劳损，需要患者安静休息，故患者能早期入睡，但睡眠数小时后，颈部的肌筋由于枕稍高的牵拉，致使已经劳损的颈肌不能再承受继续固定位置之牵拉应力，迫使患者由睡中而醒；但醒后，颈部肌筋获得转换位置而松弛，然患者不解其因，多否认存在思想情绪因素所致的神经衰弱。

【机制释义】 神经衰弱症，临床上可大致把它分为两种类型，即功能性神经衰弱和继发性神经衰弱。功能性神经衰弱是大脑功能紊乱性疾患，无任何器质性病变阳性体征表现；继发性神经衰弱，其神经衰弱症的症状表现为由于器质病变所继发。例如，溃疡病、慢性肝炎等，皆可继发神经衰弱；伤筋合并神经衰弱，属于继发性的神经衰弱的一种。因此，临床上存在着两种"症似而因异"的神经衰弱。经筋疗法治疗伤筋合并的神经衰弱属于对因疗法，故疗效显著。经筋疗法治疗功能性神经衰弱，是从消除"筋性疲劳"来获得"精神疲劳"的解除，并且产生了良好效应。故经筋疗法是目前医治神经衰弱症的可靠、有效方法。

【治疗方法】 采用民间传统医疗理筋手法、多种针刺疗法（含局部多针法）、投拔火罐等综合理筋疗法。通过手触查清筋结"病灶"基础上，根据病症、病情，运用手法进行全身性调理及局部分筋理筋、点筋结、转板等手法程序，要求达到遍身舒适感明显、局部病灶刺治直达灶位。令其拘急筋结病灶松解，再于针孔皮表，投拔火罐，使局部充分潮红充血，促进气行血活，利于病灶的吸收消散和组织修复。隔天或3天施治1次，5～10次为1个疗程，疗程间隔3～5天，断绝一切针药治疗，指导患者进行自我调理的简易方法，如局部筋结病灶按摩、擦疗、练习"静功"等。本疗法一般首次施治立即起效，3～5次病情显著缓解并逐而趋向痊愈。

【治疗结果】

1. 疗效标准 筋结病灶消除、症状消失，疗效巩固1年为临床治愈；病灶及症状基本消除，疗效巩固半年为显效；症状减轻为有效；病情如故为无效。

2. 结果 154例中，治愈134例，治愈率87.01%（其中1个疗程治愈69例，2个疗程治愈43例，3个疗程治愈22例）；显效14例，显效率9.09%；有效4例，有效率2.47%；无效2例，无效率1.39%。总有效率98.7%。

【病例择举】

患者赖某，男，40岁，素体健康，某次参加抢修锅炉后出现全身不适，始终无发热，但逐渐发生失眠多梦，头晕头痛、心烦易怒，被诊为神经官能症。遵医嘱连续服了8年地西泮片，可勉强坚持工作，但病情未能控制。查灶见颞肌、大小皱眉肌，提耳肌及肢体的伸肌伤筋阳性征。首次以综合理筋法施治（停服地西泮片），当晚入睡快速，通宵熟睡。施治2个疗程，症状消失，睡眠保持良好，精神佳，食欲旺盛，体重增重3kg，视力提高，摘去发病后配戴的眼镜（300度）能正常绘图纸。观察疗效巩固1年半未复发。

【体会和讨论】 笔者在开展民族医诊疗伤筋疾病中，发现有关检查脏器病变阴性，体查唯独伤筋体征阳性的病例，设想伤筋可能继发神经衰弱，试行用理筋法施治，结果治愈伤筋，神经衰弱随之消失。本组154例疗效表明，伤筋可以合并神经衰弱。

综合理筋法治疗神经衰弱症疗效显著的原因可能是：①区分了功能性神经症与伤筋疾病继发的神经衰弱，这两种"症似而因异"病变性质的混淆界限，采用理筋法"对因治疗"较"治标"的药疗法切合实际。②本疗法发挥了理筋法各单项疗效基础上的复合群体协同功能作用。同时在具体实施过程中，体现了全身与局部，调机与清灶、医者与患者的互相结合，清灶较彻底，机体功能平衡调节较快，故本疗法获得起效快、疗效高、巩固时间较长的效果。③本疗法的机制可能是，伤筋病灶由"不通则痛"转化为病灶松解，恢复了"筋松脉通"气行而血脉流通的"通则不痛"，并克服了"皮质—内脏"的病态恶性循环，故病症获得治愈而稳定。

神经衰弱症的筋结病灶好发部位

见图7-63~图7-65。

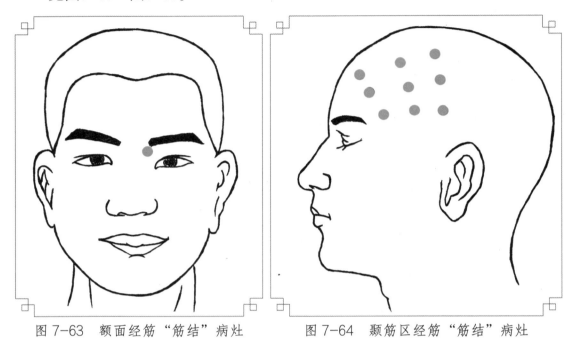

图 7-63　额面经筋"筋结"病灶　　　　图 7-64　颞筋区经筋"筋结"病灶

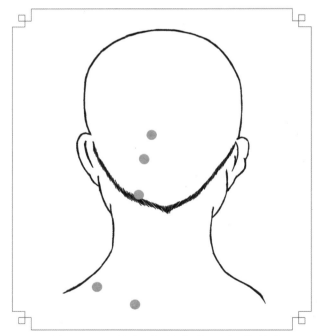

图 7-65　神经衰弱症太阳经筋枕部、
颈部经筋"筋结"病灶好发部位

神经衰弱病灶

见图7-66~图7-68。

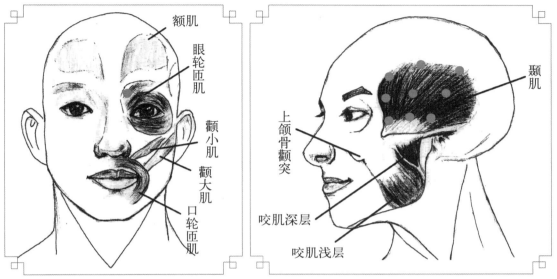

图 7-66 神经衰弱症面部、眼轮匝肌目内眦2号病灶

图 7-67 颞筋区病灶

额肌
眼轮匝肌
颧小肌
颧大肌
口轮匝肌

颞肌
上颌骨颧突
咬肌深层
咬肌浅层

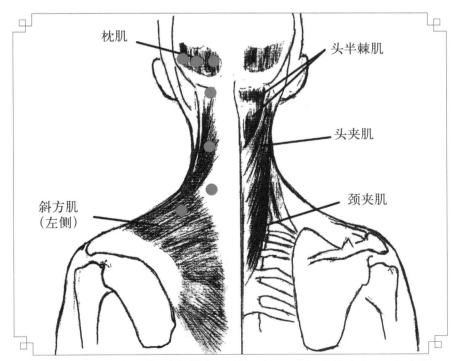

枕肌
头半棘肌
头夹肌
颈夹肌
斜方肌（左侧）

图 7-68 神经衰弱症枕部（枕肌）、颈部（斜方肌、头夹肌、颈夹肌、头半棘肌）筋结病灶

神经衰弱症的筋结病灶手势手法

见图7-69～图7-74。

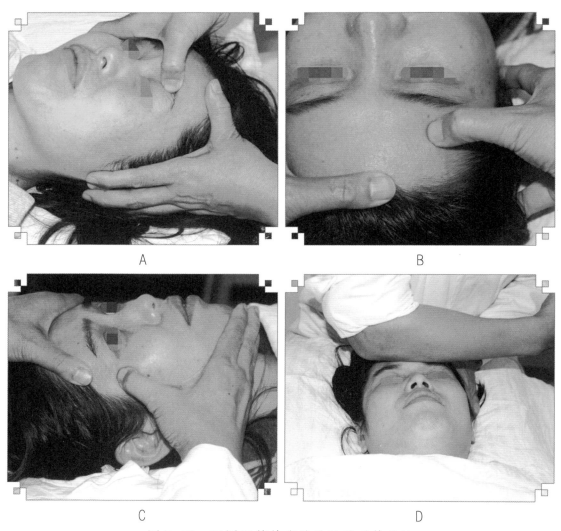

A

B

C

D

图 7-69　眶隔区筋结病灶施治的手势手法

　　左右手运用掌弓手与弓钳手配合肘臂手势灵活运用，对1线1号、2号筋结病灶，2线7号、3号、4号筋结病灶，3线5号、6号筋结病灶进行查灶检查，神经衰弱症临床中多在眶隔区2号大皱眉肌内侧检查到颗粒状筋结病灶，有的患者仅用掌弓手大拇指进行消灶，症状即可获得减轻。

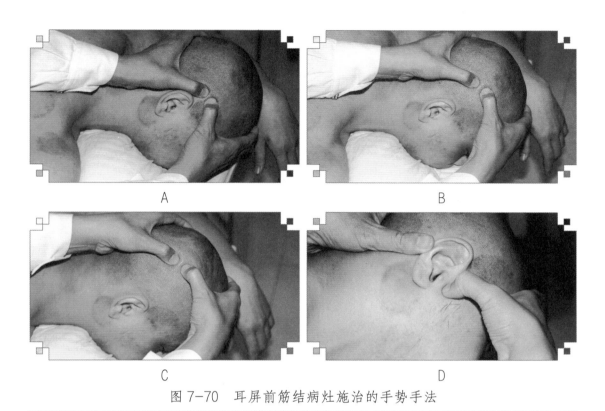

图 7-70　耳屏前筋结病灶施治的手势手法

　　左右手运用掌弓手与弓钳手灵活配合运用，对颞筋区、耳屏前筋结病灶进行查灶检查，神经衰弱症临床中多在耳屏前进行施治，此处有颞浅动脉及颞支神经，这种结构对颞筋区、头顶侧面少阳经筋区病灶的施治有重要意义。对有的患者仅用掌弓手大拇指进行消灶，症状即可获得减轻。

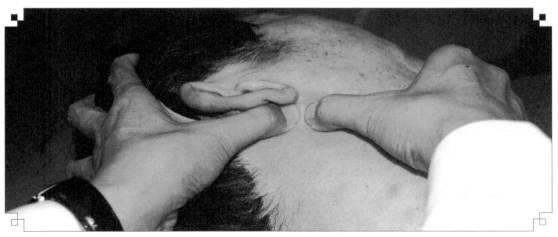

图 7-71　耳屏后筋结病灶施治的手势手法

　　左右手运用掌弓手与弓钳手灵活配合运用，对耳屏后筋结病灶进行查灶检查，神经衰弱症临床中多在耳屏后进行施治，此处有枕动脉、耳后动脉；有枕大神经、枕小神经、耳大神经，这种结构对枕区、头顶侧面少阳经筋区病灶的施治具有重要意义。在临床过程中对有的患者仅用掌弓手大拇指进行消灶，症状即可获得减轻。

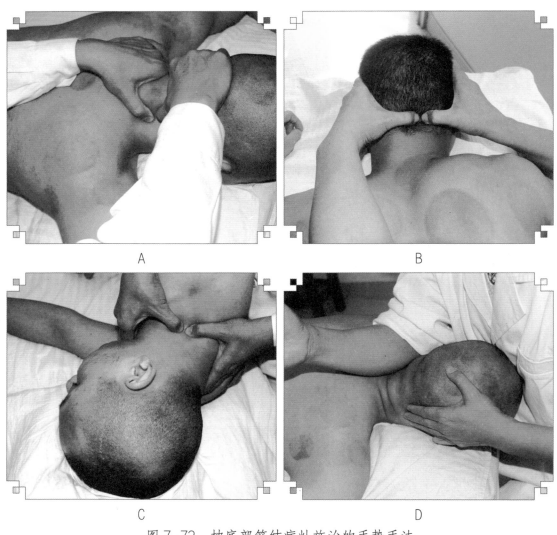

图 7-72　枕底部筋结病灶施治的手势手法

　　左右手运用掌弓手与弓钳手灵活配合运用，对枕部、枕底部、颈部1线、2线、3线筋结病灶进行查灶检查，神经衰弱症临床中多在枕部、枕底部、颈部进行查灶施治，此处有枕动脉及枕大神经、枕小神经，这种结构对头顶部太阳经筋区、枕部、枕底部、颈部经筋区病灶的施治有重要意义。对有的患者仅用掌弓手大拇指进行消灶，症状即可减轻。

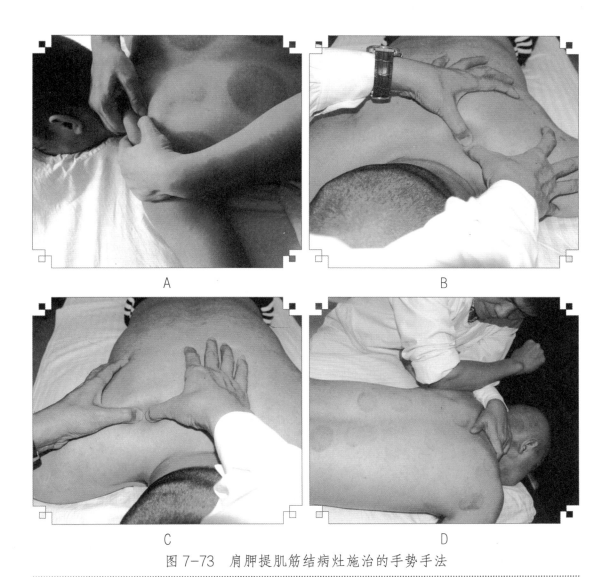

A

B

C

D

图 7-73　肩胛提肌筋结病灶施治的手势手法

　　左右手运用掌弓手与弓钳手灵活配合运用，对肩部肌筋结病灶进行查灶检查，神经衰弱症临床中多在肩胛提肌部进行施治，此处有肩胛上神经、肩胛上动脉，对头、颈、肩部的太阳、少阳、阳明经筋区病灶的施治有重要意义。对有的患者仅用掌弓手、弓钳手大拇指配合进行手势消灶，症状即可减轻。

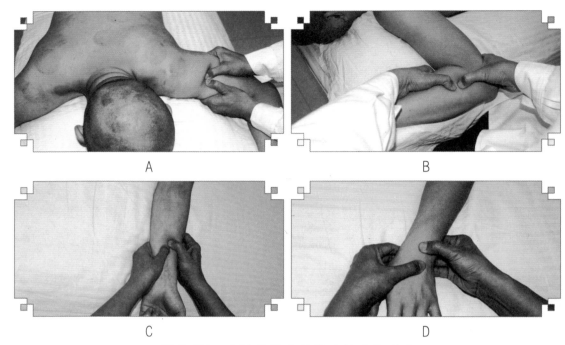

图 7-74　上肢筋结病灶施治的手势手法

神经衰弱症的经筋病灶固灶行针

见图 7-75~图 7-80。

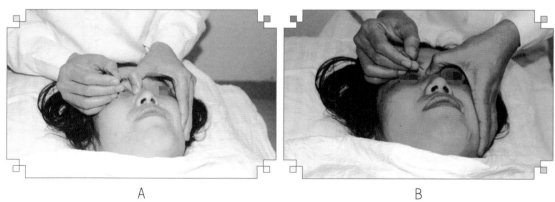

图 7-75　对眶隔区 1 号、2 号筋结病灶的固灶行针治疗

　　神经衰弱症对眶隔区 1 线 2 号筋结病灶进行固灶行针，左手掌弓手的大拇指先在 2 号区域进行查灶，其余四指并拢形成支点，配合大拇指查灶固灶。2 号筋结病灶大多好发在眶隔区内缘部，这里是足太阳经筋与足阳明经筋渗透交融之部，此处有大皱眉肌、小皱眉肌附着点，病灶多呈颗粒型。查出病灶后左右手配合进行固灶行针，2 号病灶不宜运用移行点刺法，壮医经筋疗法固灶行针不留针。

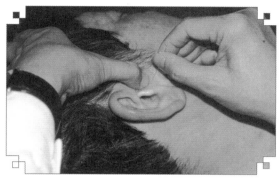

图 7-76 对耳屏前筋结病灶进行固灶行针治疗

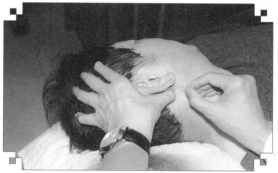

图 7-77 对耳后筋结病灶进行固灶行针治疗

左右手运用掌弓手与弓钳手灵活配合运用，对耳屏前筋结病灶进行查灶检查，神经衰弱症临床中多在耳屏前进行固灶行针施治，此处有颞浅动脉及颞支神经，针刺只适宜固灶行针，不宜进行移行点刺，针刺直达病灶后，立即起针，壮医经筋疗法固灶行针不留针。

左右手运用掌弓手与弓钳手灵活配合运用，对耳屏后筋结病灶进行查灶检查，神经衰弱症临床进行固灶行针施治，此处有枕动脉、耳后动脉，针刺只适宜固灶行针，不宜进行移行点刺，针刺直达病灶后，立即起针，壮医经筋疗法固灶行针不留针。

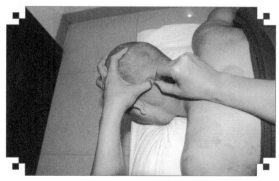

A

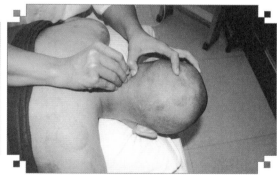

B

图 7-78 对枕底部的筋结病灶进行固灶行针治疗

左右手运用掌弓手与弓钳手灵活配合运用，对枕部、枕底部、颈部1线2线3线筋结病灶进行查灶检查，神经衰弱症临床中多在枕部、枕底部、颈部进行固灶行针施治，此处有枕动脉及枕大神经、枕小神经，左手掌弓手大拇指进行固灶，右手持针对左手大拇指指下固住的病灶行针，针刺直达病灶后，立即起针，不留针。

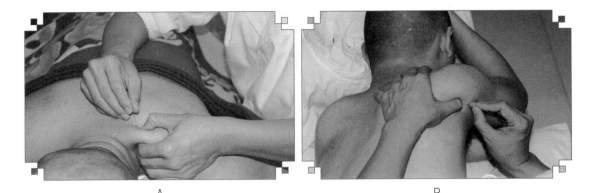

A   B

图 7-79 对肩胛提肌筋结病灶进行固灶行针治疗

左右手运用掌弓手与弓钳手灵活配合运用，对肩胛提肌筋结病灶进行查灶检查，神经衰弱症临床中对肩胛提肌部进行针刺施治，此处有肩胛上神经；且头、颈、肩部太阳，少阳，阳明经筋在此渗融交汇，是神经衰弱症病灶的好发部位。左手弓钳手把持肩胛提肌、冈上肌、斜方肌形成的渗融交汇的病灶肩中带，进行提捏固灶，左手食指配合拇指对病灶进行旋转，右手持针对病灶进行针刺，旋转同时提插进针，针刺直达病灶后起针，不留针。

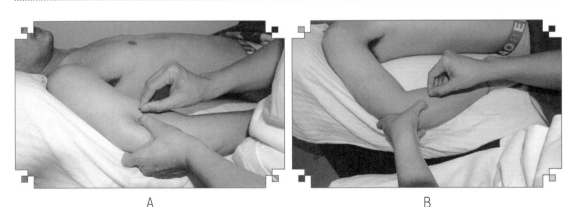

A   B

图 7-80 对上肢筋结病灶进行固灶行针治疗

第六节　中风后遗症

【病症概述】　中风后遗症，中医又称"偏枯"。本症同现代医学所称脑血管意外的病变基本相同。包括脑出血、蛛网膜下出血、脑梗死、脑栓塞及短暂性脑缺血发作等，为临床上一组多发而急重的病症。中风后遗症，乃指上述病症急性期已过而遗留的病症。

【临床表现】

1. 主要症状　中风后遗症的临床表现，多因病变发生的部位及严重程度不同而有差异。但常见的语言障碍、偏瘫等，乃本症的基本表现。

2. 病灶体征　在中医古籍《黄帝内经》中叙述了本病变的左而右、右而左的"维筋相交"关系，指出"从左之右，右目不开，上过右角，并跷脉而行，左络于右，故伤左角，右足不用，命曰维筋相交"。这段经文，阐明了中风的病变部位同肢体阳性体征的交叉关系，对指导临床治疗具有实用意义。

【治疗方法】

中风后遗症，顾名思义，既有中风的存与去的问题，又有中风与后遗症原封不动的并存问题。经筋疗法，临床注重上述3个问题的区别与识别，从中明确：① 中风脑损伤的病症仍存在，治疗脑的康复工作应当继续。② 中风过后，脑的损伤已基本恢复或已全恢复，则主要医治后遗症。③ 脑损伤继续影响着后遗症，两者都需要同时治疗，以治疗脑的康复来解除后遗症遗留的康复。一般说来，脑已康复的后遗症，其虽然不会自然地康复，但治疗获得康复的工作任务轻得多了。

经筋疗法对于中风后遗症的治疗基本原则，是以舒筋活络来调整脑的康复，从而带动后遗残体的康复；同时，对因中风造成的残体及肢节，同样以舒筋解结的综合疗法，促使其尽早获得康复。构成上下并治，治脑与治残肢并举的施治方法。在上述基本原则指导下，从经筋治病原理考究，经筋疗法探索到治瘫的基本方法是：① 脑的康复法。以头、颈、肩及华佗夹脊的舒筋来促进脑的康复，称为近位"舒筋健脑"，尤以颞部经筋筋结病灶为主要施治部位，其中颞7针的疗效甚优。在近位健脑的同时，以手足的6条经筋的远端指爪筋结病灶，作为远程调节经络施治，形成远近调节经络疗法（详见施治病灶图）。②残肢康复法。根据"维筋相交"原理，偏瘫肢体的康复治疗，首先取其对应的头部颞筋区结灶施治；尔后对偏枯的残肢做阴阳6条经筋的全面查灶，将查出的经筋结灶，分别作点、线、面的逐一解结治疗，令其血络筋脉，全面畅通，促进残肢的康复。值得阐明的是，残肢之所以经过一般施治方法奏效较慢，其主要是一般针灸医生，缺乏多维性的施治经验；特别是下肢的三阴经筋，其所处部位较深，按常规尺寸取穴法治疗，多不能达到每条经筋的全程松解要求。例如，足少阴经筋的中风后遗留，常成为下肢跛足的成因之一。因此，按六经逐一查灶，并施以系列解结，及多维性解锁的治疗方法，能够显著提高临床疗效。

【病例择举】 许某，患脑出血偏瘫4年。除语言不畅外，左上肢严重处于内收位，步行艰难。曾以高压氧、针灸及康复等方法治疗，疗效不明显。通过经筋检查，见右侧颞筋区的肌筋，呈高度的片状结实的筋结形态，其中颞前肌及颞后肌，已呈肌凝块症，触及筋结病灶点时，疼痛明显（但患者不主诉有偏头痛）；左颈强硬，左冈上及冈下肌筋凝聚，左上肢及左下肢的肌筋，呈痉挛性瘫痪与半肌凝块症并存。以综合理筋旌治法，重点对右颞筋区，颈筋区、冈上及冈下筋区进行的舒筋活络治疗，即近位治疗，并对残肢按经疏筋。经过施治1个疗程后，患者容貌大为改观。颞筋区筋舒而血脉通顺，左上肢的被动体位获得纠正，可举越过头部及做旋转运动，步态明显改善，能自行上下楼梯（不持拐杖），生活可基本自理。

中风后遗症足太阳经筋、足少阳经筋、足阳明经筋、足太阴经筋、足少阴经筋、足厥阴经筋六经筋结病灶好发部位

见图7-81～图7-84。

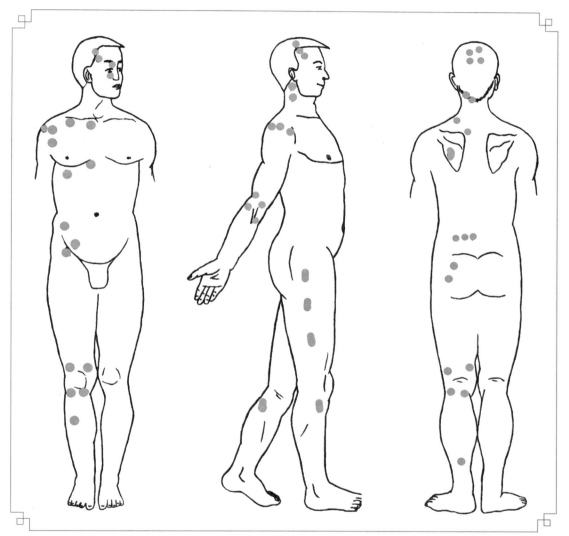

图7-81 中风后遗症足太阳经筋、足少阳经筋、足阳明经筋、足太阴经筋、足少阴经筋、足厥阴经筋六经筋结病灶好发部位

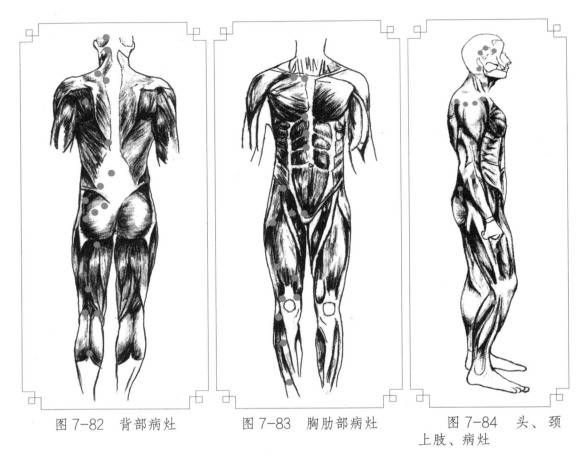

图 7-82 背部病灶　　　图 7-83 胸肋部病灶　　　图 7-84 头、颈
　　　　　　　　　　　　　　　　　　　　　　　上肢、病灶

中风后遗症多以广泛性肌筋损伤后遗为主，不同时期病灶筋结好发部位不同，应以治疗过程实际查灶为主，上图多是后遗症好发筋结病灶图示。

中风后遗症筋结病灶手势手法

见图7-85~图7-88。

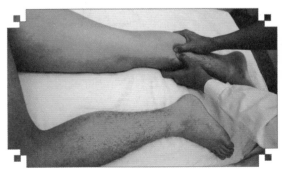

图 7-85 小腿内、外侧筋结病灶施治的手势手法

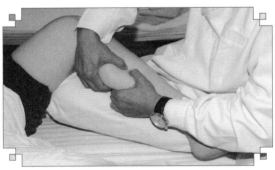

图 7-86 对掌弓手对小腿进行查灶消灶

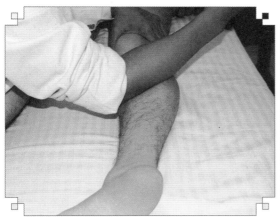

图 7-87　肘臂手势查灶消灶

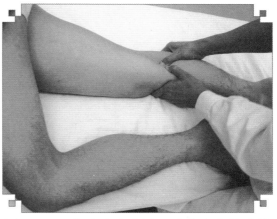

图 7-88　掌弓手对腓肠肌附着点查灶消灶

掌弓手与弓钳手灵活配合运用，对小腿内、外侧 1 线、2 线、3 线筋结病灶进行查灶检查，中风后遗症临床中多在小腿内外侧部进行查灶施治，此处有腓肠肌、比目鱼肌、腓骨长肌、腓骨短肌等，这种结构在中风后遗症中多表现出或阴性或阳性反应，阳性反应多为强直性，阴性反应多为瘫软性，致使踝关节在行走时出现跛行，对小腿部经筋区的病灶施治具有重要意义。对有的患者仅用掌弓手及弓钳手大拇指进行消灶，症状即可获得减轻。

大腿内侧筋结病灶手势手法

见图7-89、图7-90。

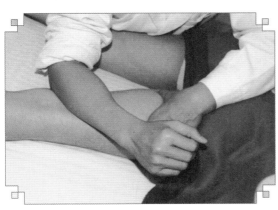

A

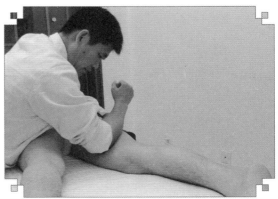

B

图 7-89　肘臂手势对大腿 3 线进行查灶消灶

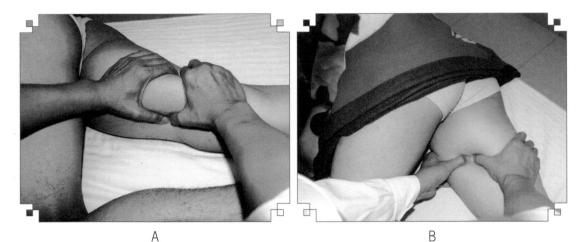

A B

图 7-90 掌弓手对大腿内侧肌群进行查灶消灶

　　右手肘臂手势法，左右手灵活配合运用，对大腿内、外侧、前侧、后侧四维 1 线、2 线、3 线筋结病灶进行查灶检查，此处有大收肌、比目鱼股薄肌、阔筋膜张肌、股四头肌等，这些结构在中风后遗症中多表现出或阴性或阳性反应，阳性反应多为强直性，阴性反应多为痿软性，抬腿困难或无力，累及踝关节在行走时出现跛行，对大腿部经筋区的施治具有重要意义。对有的患者仅用肘臂手势法进行消灶，症状即可获得减轻。

臀部筋结病灶施治的手势手法

　　见图 7-91、图 7-92。

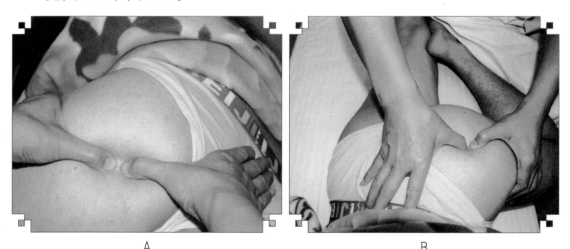

A B

图 7-91 弓钳手对臀部 2 号筋结进行查灶消灶

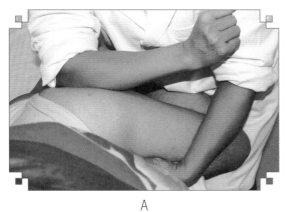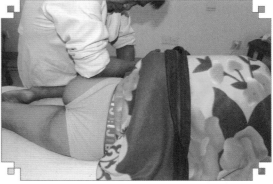

A　　　　　　　　　　　　　　B

图 7-92　肘臂手势对臀部查灶消灶

腰部筋结病灶双手弓钳手、肘臂手势治疗

见图7-93～图7-95。

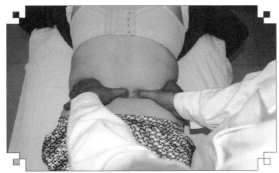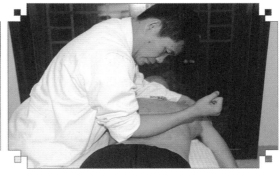

图 7-93　弓钳手对腰部进行查灶消灶　　图 7-94　肘臂手势对腰部进行查灶消灶

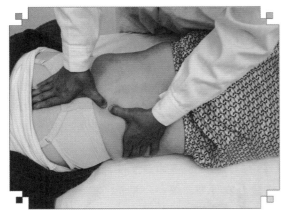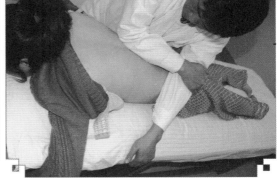

A　　　　　　　　　　　　　　B

图 7-95　腰背部筋结病灶施治的手势手法

肩胛下角筋结病灶施治的手势手法

见图7-96~图7-98。

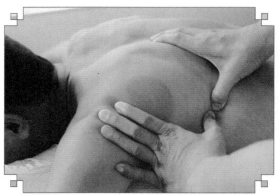

图7-96 对背3线肩胛下角进行查灶消灶

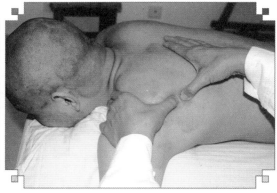

图7-97 对背3线冈下肌大圆肌、小圆肌进行查灶消灶

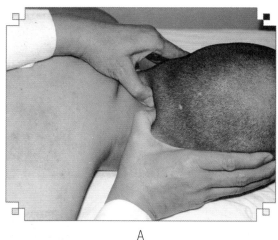

A

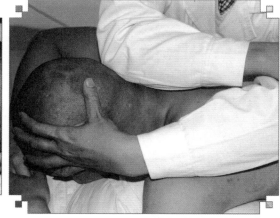

B

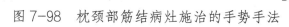

图7-98 枕颈部筋结病灶施治的手势手法

　　对中风后遗症运用手势手法对臀部、腰部、背部、肩部、颈部、枕底部进行综合施治时，肘臂法、左右手同时运用掌弓手与弓钳手灵活配合，对臀部、腰部、背部、肩部、颈部、枕底部1线、2线、3线筋结病灶进行查灶检查，中风后遗症在临床中对以上各部进行查灶施治时，会发现以上各部有许多的经筋结构组织（各节多有叙述，此处不再复述），它们相互渗融交汇，这些结构在中风后遗症中多表现出或阴性或阳性反应，阳性反应多为强直性，阴性反应多为痿软性；致使脑中风后，多数患者遗留下后遗症。后遗症在臀部、腰部、背部、肩部、颈部、枕底部特别是患侧，皆可以查找到阳性病灶，一些病灶属于痿软性的灶中灶，在治疗过程中，有的患者仅用肘臂法或掌弓手及弓钳手大拇指，针对查出的病灶由轻而重进行消灶解结，症状即可获得减轻，需患者自己积极配合治疗。

腹部筋结病灶施治的手势手法

见图7-99。

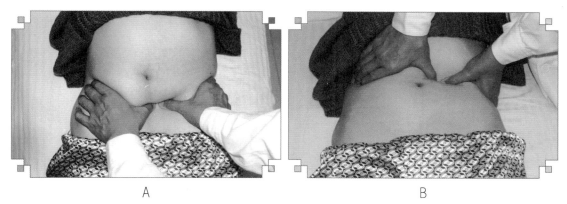

A　　　　　　　　　　　　　B

图 7-99　腹部 1 线腹直肌查灶消灶

胸部筋结病灶施治的手势手法

见图7-100、图7-101。

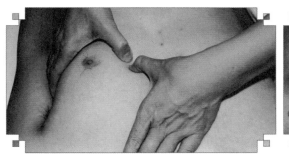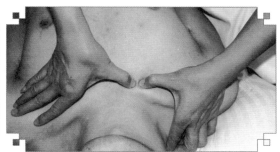

图 7-100　胸部 2 线查灶消灶　　　　图 7-101　胸部 1 线查灶消灶

面部筋结病灶施治的手势手法

见图7-102。

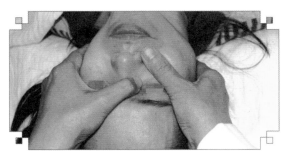

图 7-102　面部的手势手法

对中风后遗症运用经筋针刺法对小腿部、大腿部、臀部、腰部、背部、肩部、颈部、枕底部、头部、腹股沟部、腹部、肋部等综合施治见图7-103~图7-115。

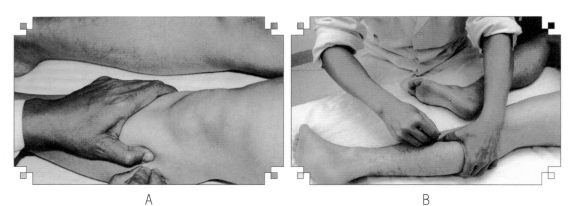

A   B

图7-103　对小腿外侧、内侧筋结病灶进行固灶行针的施治

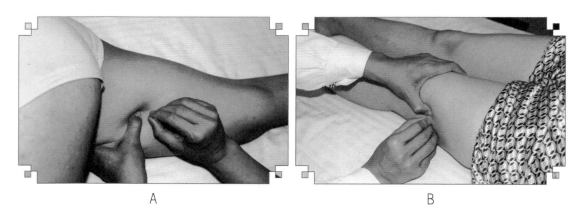

A   B

图7-104　对大腿外侧、内侧筋结病灶进行固灶行针的施治

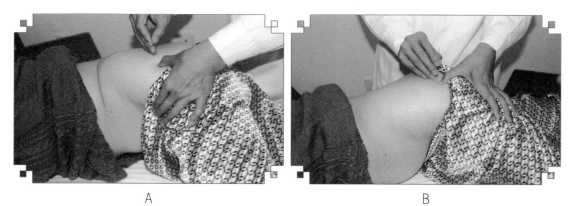

A   B

图7-105　对臀部筋结病灶进行固灶行针的施治

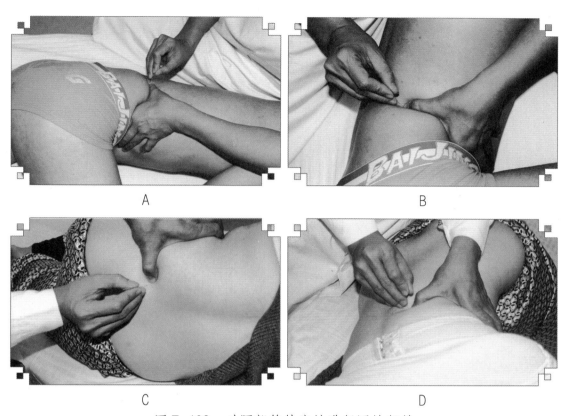

图 7-106　对腰部筋结病灶进行固灶行针

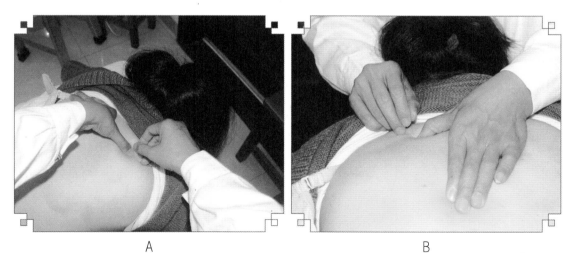

图 7-107　对肩背区筋结病灶进行固灶行针的施治

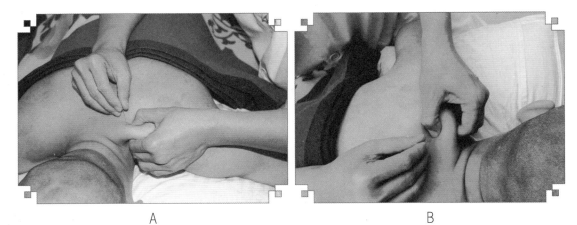

A   B

图 7-108　对肩胛提肌筋结病灶进行固灶行针的施治

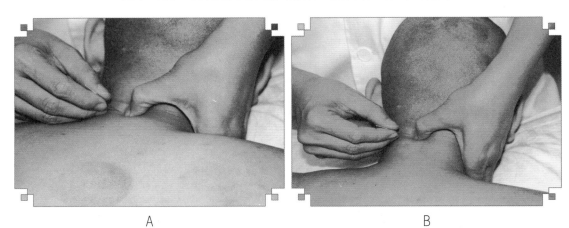

A   B

图 7-109　颈部筋结病灶的固灶行针施治

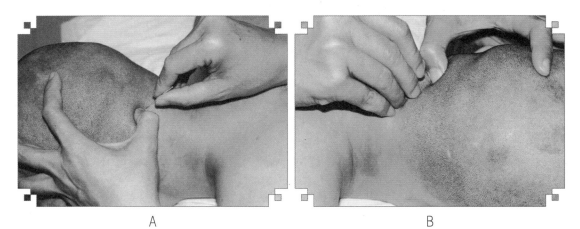

A   B

图 7-110　枕底部筋结病灶的固灶行针施治

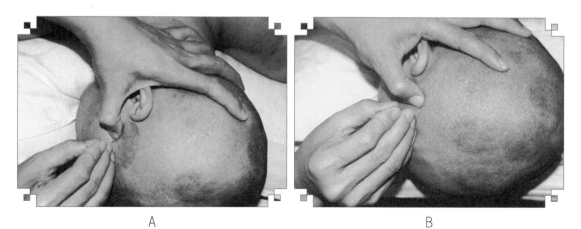

A　　　　　　　　　　　　B

图 7-111　对颞筋区二线筋结病灶进行固灶行针

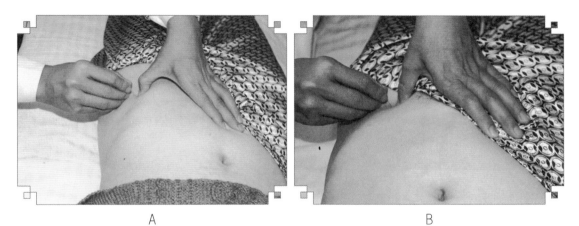

A　　　　　　　　　　　　B

图 7-112　腹股沟部筋结病灶的固灶行针施治

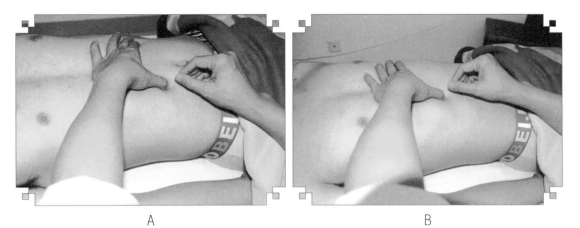

A　　　　　　　　　　　　B

图 7-113　腹部筋结病灶的固灶行针施治

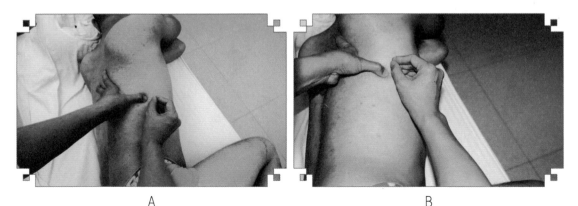

A   B

图 7-114　侧卧位肋部筋结病灶的固灶行针施治

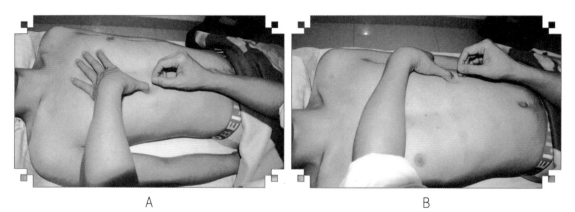

A   B

图 7-115　肋部筋结病灶的固灶行针施治

　　对中风后遗症运用经筋针刺法对臀部、腰部、背部、肩部、颈部、枕底部、腹股沟部、腹部、肋部、胸部进行综合施治时，左手同时运用掌弓手与弓钳手灵活配合运用对臀部、腰部、背部、肩部、颈部、枕底部、腹股沟部、腹部、肋部、胸部1线、2线、3线筋结病灶进行查灶检查，中风后遗症在临床中对以上各部进行查灶针刺施治时，会发现以上各部有许多的经筋结构组织（各节多有叙述，此处不再复述），它们相互渗融交汇，这些结构在中风后遗症中多表现出或阴性或阳性反应，阳性反应多为强直性，阴性反应多为痿软性，致使脑中风后，多数患者遗留下后遗症。后遗症在臀部、腰部、背部、肩部、颈部、枕底部、腹股沟部、腹部、肋部、胸部特别是患侧，皆可以查找到阳性筋结病灶，一些病灶属于痿软性的灶中灶，在治疗过程中，有的患者仅用固灶点刺法，进行消灶解结，症状即可减轻，患者自己因此就积极配合治疗。患者坚持配合治疗，医者耐心施治。多次针刺筋结病灶累积叠加，筋结松解脉自通，人体的"三道两路"通调，"天、人、地"三气同步，解结气绍于门户，将无惑于天下，这是笔者随父学习和临床20多年累积的经验总结。

第七节　筋性类冠心病

【病症概述】　冠状动脉病变导致心脏供血不足，出现左胸痛、心悸和胸部压迫感等自觉症状，循环系统有关检查显示心缺血指征阳性的病症，临床称为冠心病。但临床上只有冠心病症状表现，而循环系统的各项检查未发现异常的病例，亦非罕见。对于后一类病症，有被称为心脏神经症而加以治疗。近年来，发现心脏神经症患者的胸背特定部位出现过敏点，约有半数背部过敏点，可因压迫而诱发出胸部的自觉症状，提示它可以作为胸部自觉症状的触发点：① 娄绍昆报道颈性心绞痛；② 许云荣报道按摩治疗筋性类冠心病两例；③ 综观临床医疗，类冠心病的骨性与软组织性的致因问题已被揭示。筋性类冠心病，是笔者在经筋疗法的临床实践中所发现的筋性致因的一种筋性类似病，即经筋病变出现的临床症状，类似脏器实质病变的症状。由于经筋广泛分布于机体，筋性类似病具有广泛性，故下面将分别对有关筋性类似病加以论述。

【临床表现】

1. 主要症状　筋性类冠心病的基本成因是经筋病变，但它的经筋病变症状隐伏，却以酷似冠心病的症状为突出表现，而掩盖其病变的实质。因此，循环系统的各种检查并未发现异常。这便是筋性类冠心病的基本特点。

筋性类冠心病的突出症状，如胸骨左缘疼痛、胸部压迫感、呼吸紧迫感、心悸、全身倦怠等。虽然病者的自觉症状主诉相当严重，但仔细加以做相应的检查，会发现症状与实质器官病变存在分离。例如，患者自觉严重心悸，但心率及节律，多无严重心脏实质病变征兆；又如，患者表现的呼吸困难，貌似心力衰竭而致肺水肿，但听诊后发现其两肺清晰。总之，症状与体征分离，乃是一般的筋性类冠心病病例的另一特点。

筋性类冠心病一般患者，缺乏缺血性冠心病存档阳性体征病史，但多有劳伤史及肩酸背痛、肢体痹困等筋性劳伤表现。因此，进行经筋查灶检查，有助于明确筋性类冠心病的致病部位。

2. 病灶体征　在分析筋性类冠心病的症状特点基础上，在循环系统的各项检查并无异常发现情况下，宜对患者做细致的经筋筋结病灶检查。值得一提的是，在一般的内科临床医生中，由于长期以来，医学上缺乏筋性所致类冠心病概念，多未重视查筋；即使医者偶然在查筋时触及患者认为最舒适的筋结部位，医者似乎仍认为这是微不足道的问题。因此，建立查筋观念，乃是这类病症首先要解决的课题。罔考和在进行患者背部过敏点研究的结束文中说："正如同Travell等人所观察到的一样，仅仅通过1次治疗，屡见胸痛几乎永久消失。其详细理由，目前尚不清，有待今后进一步研究。"

经筋疗法在临床的探索中发现，筋性类冠心病的病例，具有两组特殊性筋结病灶：一组以相对固定位置，分布于后背胸及左前胸的病灶，成为激发筋性类冠心病症状发作的筋结点，称为类冠心病病灶点。另一组病灶的部位，因为患者的反应不同，其反应点多不固定，常见于头部的眶颞筋区或颈肩筋区，少数病例患者于腹腰筋区，称为筋性类冠心病伴随筋结病灶点（简称伴随病灶点）；伴随病灶点多于伴随症状出现的相应部位查出。

类冠心病灶点与伴随病灶点，激发心胸相引的筋性类冠心病，属于中医"气街"病症中的"胸气街"临床表现。中医古籍对"胸气街"记载了较明确的检查方法和施治法，如《灵枢·卫气》云："……胸气有街，腹气有街，头气有街，胫气有街。故气在头者，止之于脑；气在胸者，止之膺与背腧……取此者，用毫针，必先按而在久应于手，乃刺而予之。"《灵枢·背腧》云："愿闻五脏之腧出于背者。岐伯曰：胸中大腧在杼骨之端，肺腧在三焦之间，心腧在五焦之间……皆挟脊相去三寸所，则欲得而验之，按其处，应在中而痛解，乃其腧也。"上述择举的两段经文说明：①"气街"，乃是气的往来之经路，即气的运行量较大的路径。古人将人体气之运行要道分为4个节段性调控，即头的气街、胸气街、腹气街及胫气街。②胸气街之气闭阻，便可出现胸前区气痛症状，如胸痛、胸部压迫感等类似冠心病的症状表现。③五脏之腧（俞）穴，分布在背胸者，肺俞在三焦之间，心俞在五焦之间，皆于夹脊旁开3寸部可查取。④ 背腧的取穴法，欲得耐而验之者，有两种方法：一为按其处，疼痛的胸前症状即解除，此乃其腧（穴位）。二是先按后在久应手处，乃刺而予之。即取背腧的腧穴时，按着它，具有在手下很久的、应于手的表现特征后再施以针刺。

遵循中医古籍叙述诊治"胸气街"的经验，笔者对筋性类冠心病做筋结病灶检查，发现其胸前区的筋结病灶点，处在左胸第5肋胸肋关节的胸骨左缘起始；而后呈索样向肋骨表面跨越，形成反逗点状，紧贴于胸骨边缘与肋骨下缘，大小如蒜米，触之质地坚硬，难以移动，触拨局部疼痛异常，但患者谓之十分舒服。背胸的病灶点，多见于背胸第5胸肋关节后正中线左旁开3寸的胸段肋肌肌质或其筋膜之内，呈颗粒状或小索样，质地坚实，敏感异常；以柔和手法舒筋时，患者诉之有向胸前心区传感，并觉非常舒适，告诉医者，找到了病根所在。

【治疗方法】　贯彻"以灶为腧"的施治法则。针对患者的病情，于确认为筋性类冠心病诊断基础上，可予缓治法施治。如患者感觉到明显的倦怠，可先对病者肩背及肢体，施以广泛性的理筋手法，令之感到全身舒适感明显之后，遂将治疗的目标移向筋性类冠心病灶的胸背及胸膺附近部位，做由远而近的、边查灶边消灶的技法施治。当医者施治手法欲达敏感病灶点时，多数患者会要求医者对其最需要治疗的部位做加强手法治疗；医者应以边询问边施治的融洽态度，取得患者的协作，将病症加以消除。至于是否需要综合治疗及施治量的问题，应因人、因病、因地制宜而定。一般的患者，仅以手法治疗即获治愈。部分患者，需采用综合治疗，方可将病症尽除。

经筋疗法对筋性类冠心病及病窦综合征等，疗效非常显著，正如同Travell所观察到的一样，仅仅通过1次治疗，屡见胸痛几乎永久消除。

【病例择举】　患者黄某，女，48岁，边防县计生站领导。平素健康，

1991年3月12日，突然觉胸前剧痛，胸部压迫感，历时2天。做循环系统的各种检查，未发现异常；舒张血管针药未能控制病情。遂邀笔者会诊。见患者呻吟不已，一般情况尚可。五脏所查，未见特殊。患者诉说，以胸痛及肢倦为突出症状表现，卧床不起。检查结合病况诊为筋性类冠心病。以缓治法施治，获全身显著舒适感后，对筋性类冠心病病灶，施以消灶解结的适量治疗。施治毕，患者遂起床谈论若常人。追踪2年，未见复发。

筋性类冠心病（足太阳经筋背部1线、2线、3线；足阳明经筋腹部、胸部1线、2线、3线）经筋筋结病灶好发部位

见图7-116～图7-119。

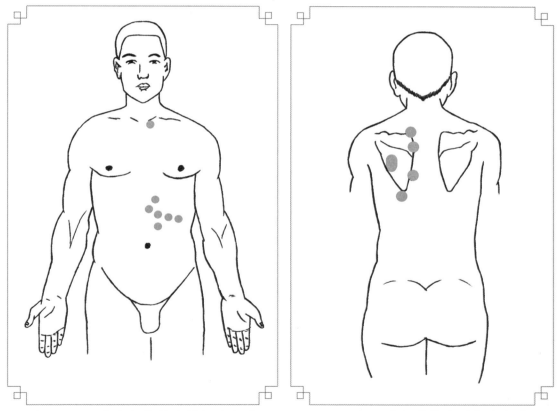

图 7-116　胸腹部筋结病灶好发部位　　　　图 7-117　背部筋结病灶好发部位

筋性类冠心病症筋结病灶多好发于足阳明经筋胸肋段，背部多好发于太阳经筋肩胛区段。

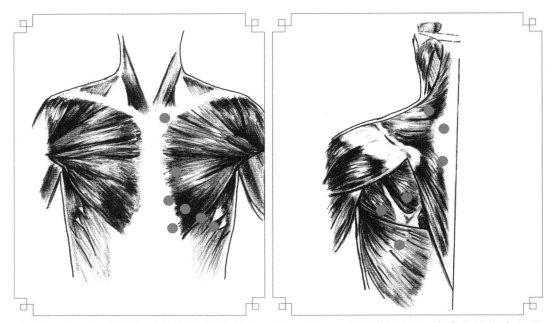

图7-118　胸部肌肉筋结病灶好发部位　图7-119　背部肩胛区段筋结病灶好发部位

胸段锁骨下肌第5胸肋骨，胸小肌、胸大肌交界处，肋弓部背部、肩胛区、肩胛内角、竖直肌及大小菱形肌交叉部，为筋性类冠心病症筋结病灶好发点。

筋性类冠心病症的经筋手势手法

见图7-120～图7-123。

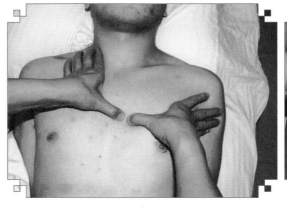
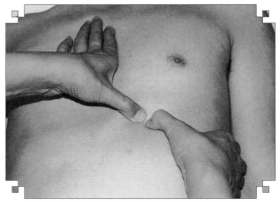

A　　　　　　　　　　　　B

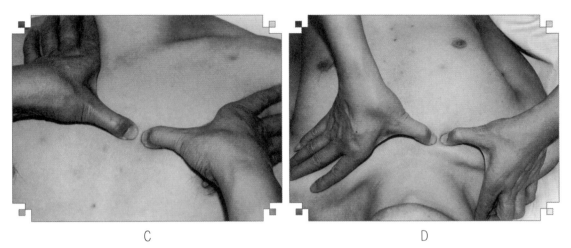

C   D

图 7-120 　筋性类冠心病症胸部筋结病灶施治的手势手法

左右手运用掌弓手与弓钳手灵活配合运用，筋结病灶多处在左胸第 5 肋胸肋关节的胸骨左缘起始，而后呈索样向肋骨表面跨越，形成反逗点状的形状，紧贴于胸骨边缘与肋骨下缘，大小如蒜米，触之质地坚硬，难以移动，触拨局部疼痛异常，患者主述虽疼痛但十分舒服。对有的患者仅用掌弓手大拇指进行消灶，症状即可获得减轻．

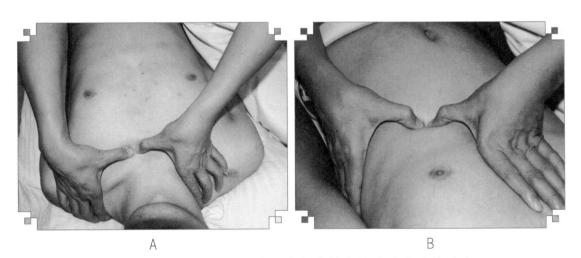

A   B

图 7-121 　筋性类冠心病症胸部筋结病灶施治的手势手法

左右手运用掌弓手与弓钳手灵活配合运用，筋结病灶多处在左胸第 1 肋胸肋关节的胸骨左缘起始，而后呈索样向肋骨表面跨越，紧贴于胸骨边缘与肋骨下缘，大者如电灯线，小若发丝，触之质地坚硬，不易移动，触压弹拨局部疼痛异常，甚者可出现极为短暂的呼吸困难样，患者主述虽疼痛但十分舒服。对有的患者仅用掌弓手大拇指进行消灶，症状即可获得减轻。

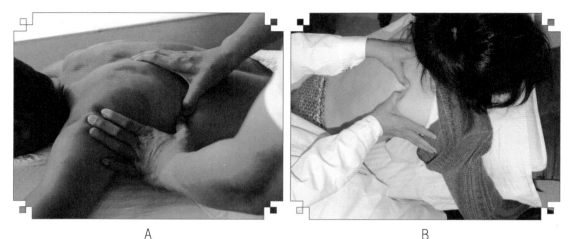

A   B

图 7-122 　筋性类冠心病症背部筋结病灶施治的手势手法

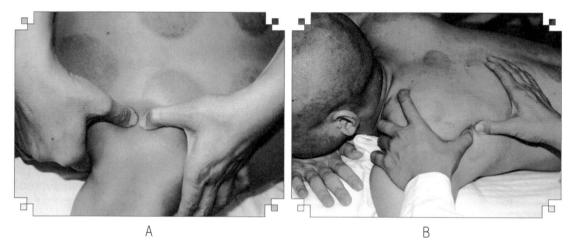

A   B

图 7-123 　筋性类冠心病症背部筋结病灶施治的手势手法

　　左右手运用掌弓手与弓钳手灵活配合运用，背部的病灶点多见于背胸第 5 胸肋关节后正中线左旁开 3 寸的背段髂肋肌肌质或其筋膜之内，呈颗粒状或小索样，质地坚实，敏感异常。以柔和手势舒筋时，患者诉之有向胸前心区传感，并觉非常舒适，告诉医者，帮助医者找到了病根所在，由轻而重进行手势消灶。

筋性类冠心病症的经筋固灶行针法

见图7-124至图7-126。

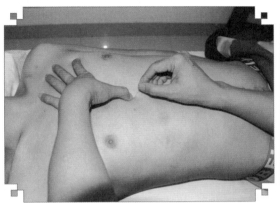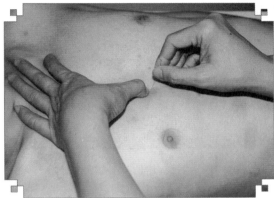

A　　　　　　　　　　　　　B

图7-124　对胸部筋结病灶进行固灶行针的施治

对筋性类冠心病症胸部筋结病灶固灶行针施治时，左手运用掌弓手与弓钳手灵活配合固灶，针对左胸第5肋胸肋关节，胸骨左缘起始紧贴于胸骨边缘与肋骨下缘，大小若如蒜米，触之质地硬结，难以移动，触拨局部疼痛异常的筋结病灶，进行固灶行针，可一孔多针，并进行移行点刺，患者述虽疼痛但十分舒服即可。

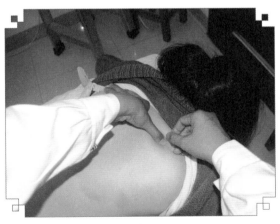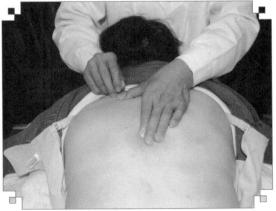

A　　　　　　　　　　　　　B

图7-125　对肩胛区筋结病灶进行固灶行针的施治

筋性类冠心病症背部筋结病灶固灶行针施治时，左手运用掌弓手与弓钳手灵活配合固灶，筋性类冠心病症背部的病灶点，多见于背胸第5胸肋关节后正中线左旁开寸的背段髂肋肌肌质或其筋膜之内。呈颗粒状或小索样，质地坚实，敏感异常；手势查灶固灶时，患者诉之有向胸前心区传感，并觉非常舒适。医者左手固灶，右手持针行针，对病灶进行针刺消灶。

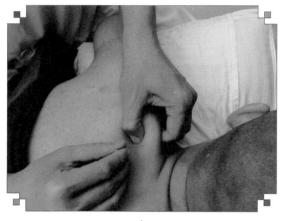
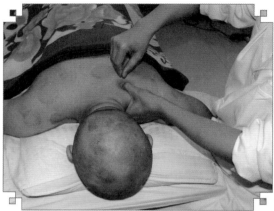

A   B

图 7-126　对肩胛提肌筋结病灶进行固灶行针的施治

　　左手弓钳手把持肩胛提肌、冈上肌、斜方肌形成的渗融交汇的病灶肩中带，进行提捏固灶，左手示指配合拇指对病灶进行旋转，右手持针对病灶进行针刺，旋转同时提插进针，针刺直达病灶后起针，不留针。

第八节　冷症

【病症概述】　冷症，乃是患者自觉手足、下腹、腰部等处有寒冷感，伴见全身虚弱表现的一种病症。本病以虚寒见症为多，以卫气虚衰、营卫不和为临床主要表现。好发于女性青年人，但男性及老年人亦可见。病因未明，尚处于探索之中。从经筋医学治病原理对冷症辨证施治，收效显著，故列入适应证，加以陈述。

【临床表现】

1. 主要症状　① 手足发凉及寒冷感，是冷症的突出症状。据北川秀胜测温，患者足底温度约比健康者低3℃，左右足底温差为0.8℃，与健康者的0.1℃相比较，呈显著差异。表明患者的寒冷感，具有客观指征。人身躯体表层，中医认为是卫气的伏藏与周循的部位。《灵枢·本脏》云：“卫气者，所以温分肉，充皮肤，肥腠理，司开阖者也。”“卫气和则分肉解利，是故人尽天寿，百岁不衰。”冷症，由于卫气“温分肉”的功能失调，是故肢末肌肤自感寒冷。② 外寒内热，是冷症患者临床表现之一。这是机体卫气虚的基础上，机体卫外“藩篱”屏障失固，外邪乘虚而入，导致“营卫不和”的结果。《灵枢·百病始生》曰：“虚邪之中人也，始于皮肤，皮肤缓则腠理开，开则邪从毛发入，入则抵深……邪气淫泆，不可胜论。”由于卫气虚衰，邪从皮入，入而抵深，干扰营卫，营卫不和，营气偏胜，营热症状出现，除了表现内热的渴而不饮，舌质红，脉数等以外，虚热上浮时，尚可出现头晕、头颈出汗等症状。③ 气滞血瘀证。机体的营卫失和，导致气之循行郁滞。气为血帅，气之滞，导致血之瘀。临床上，以躯体的下肢及少腹的气滞血瘀比较常见。故冷症患者中，多数病人出现月经不调、痛经、尿频、便秘及痔等。④ 邪闭空窍症。卫气虚衰及邪之所侵，导致“内闭九窍”的病理变化。窍受闭阻，患者常出现头晕眼花、耳鸣、咽干等症。⑤邪壅肌肤，筋肉疼痛，肢体倦怠，是冷症患者常见的症状，其主要是邪壅肌肤所致。

2. 病灶体征 冷症病患者的经筋检查，主要是根据冷症的生理病理、患者的临床症状，着重从经筋的病态变化及经筋病变对机体产生的影响，来进行全面检查及分析，为理筋治疗提供依据，求得将病症治愈的效果。

（1）皮肤检查：常见患者四肢末梢发凉，冷天多见紫色斑纹线，面色潮红，颈额较常人多汗；部分患者诉其有盗汗现象。西医将其学解释为自主神经功能紊乱，中医学以营卫不和解释。

（2）气滞血瘀及积聚阳性病证：积聚，是气滞血瘀的最终结局。它可于皮肤、肌筋及某些脏腑中发生，成为多种病态症状出现的直接致因。冷症患者积聚的出现，常多见于头颈及少腹。例如，患者头晕头痛，多不因虚弱所致，而常见于其眶隔筋区及颞筋区发生瘀积性之筋结。轻微的筋结，致头晕现象，严重的筋结，产生筋性收缩性偏头痛。冷症患者的少腹部，常可查到"三线""五皱襞"的筋结病灶形成（详参阅施治病灶图及腹部检查法）。部分患者伴妇科附件炎、刮宫后遗症等。

【治疗方法】 冷症病人的经筋疗法，采用因人、因病、因地制宜的施治原则。①针对患者的卫阳气衰基本成因，着重运用轻柔的理筋手法，施以广泛的舒筋活络全身调治方法，令其气调血和，增强机体整体功能。②将经筋检查发现的筋结病灶，如头颈部及少腹部查到结灶，予综合理筋法，施以消灶解结，令其病灶松解，气血以通。③针对患者显著出现的临床症状，给予消除症状的对症治疗。例如，患者失眠或睡眠紊乱，重在以舒筋宁神的治疗；患者食欲缺乏，重在调理脾胃的施治。④辅助治疗，如根据患者的思想情绪，做细致解释工作，教导患者学习"静功"及简易的自我调治方法。

【作用机理】 经筋疗法治疗冷症的病例疗效非常满意。根据经筋原理，它同下列因素有关：①肢体的末梢循环障碍、肢末冷，无论是血管因素或神经因素的调节失衡，广泛的理筋舒筋，皆具有其良性的调节功能，产生治疗效应；而且这种效应比较药物治疗而言，不产生药物的不良反应，不产生反跳现象，属于自然疗法，调节机体功能平衡的疗法，疗效平稳而少反复。② 经筋疗法的"以灶为腧"的消灶解结疗法，具有直接施治直达病所的特点，实现筋结病灶的松解，气滞血瘀的病理状态获得改变，这是药物疗法及其他一般疗法所不具备的功能，故疗效特殊。③ 经筋疗法的综合治疗手段，符合中医辨证施治法则。例如，冷症患者因为卫气虚衰，表现出机体的"藩篱"屏障功能降低，易于感受外邪，邪致皮闭，导致内郁化热。经筋疗法可针对这一病机病理，运用理筋手法固阳解表，或以拔火罐疗法，将外邪从皮肤疏解，方法灵活，疗效确切；④ 综合理筋，具有提高机体整体功能的功效，如施治后，患者获得全身舒适、睡眠改善、食欲增加，体质日渐复壮的明显效果。

【病例择举】　患者温某，女性，36岁，广东省茂名市某幼儿园教师。患冷症5年余，自觉四肢末梢寒冷感，伴头晕头痛，失眠，口苦，食纳差，身体日渐消瘦，全身倦怠，但曾做多项有关检查（CT，B超、磁共振、血象、妇科、脑电图等检查），皆未发现相应的器质性病变，对药物滋补不能耐受。后经治愈的患者介绍，前来进行经筋疗法施治。根据病史及经筋检查所见阳性体征，诊为冷症，营卫不和型，采用综合理筋法分次施治。治疗1个疗程，寒冷感消失，皮肤升温，诸症消除，食纳显著递增，体质复壮，体重增加3.5kg。追踪观察1年，未见复发。

冷症经筋疗法的筋结病灶见图

见7-127、图7-128。

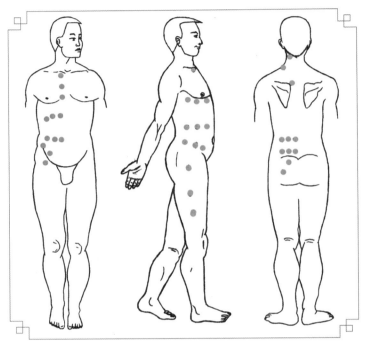

图 7-127　冷症以广泛性筋结病灶为主

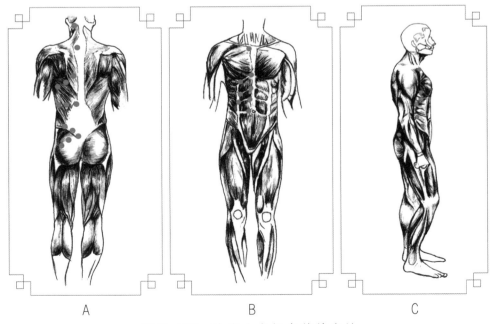

A　　　　　　　　　B　　　　　　　　　C

图 7-128　冷症全身好发筋结病灶

冷症经筋疗法的手势手法

见图7-129～图7-135。

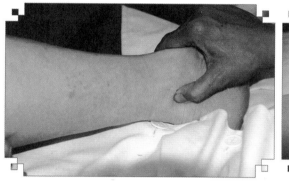
A

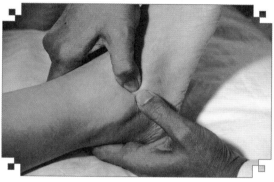
B

图 7-129　脚踝筋结病灶施治的手势手法

　　因为足太阳经筋、足少阳经筋、足阳明经筋、足太阴经筋、足少阴经筋、足厥阴经筋六经循行到脚踝部，六经经筋有相互重合、相互渗融的结构特点（脚踝部以肌腱结构为主），是人体气机输转的主要枢纽，几条经筋线形成的引力线对本症有重要影响。在治疗本症实践过程中得出总结：对脚踝部内外1线、2线、3线筋结病灶进行手势手法查灶消灶，双手以掌弓手配合弓钳手灵活交叉运用，手势手法由轻而重，仔细探查筋结病灶，对于病灶实行边查边消的原则，以消灶解结为目的，消灶过程中以患者能够承受为宜。

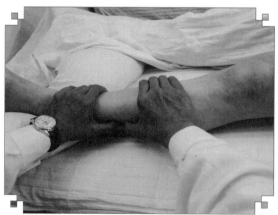
A

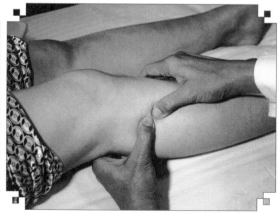
B

图 7-130　冷症小腿外侧中段筋结病灶施治的手势手法

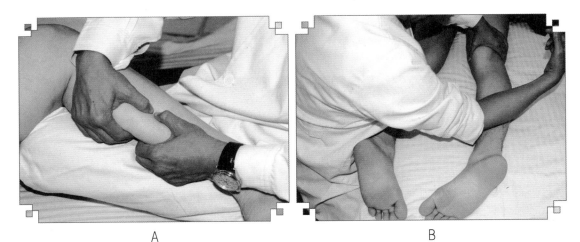

A   B

图 7-131　冷症小腿内侧筋结病灶施治的手势手法

因为足太阳经筋、足少阳经筋、足阳明经筋、足太阴经筋、足少阴经筋、足厥阴经筋六经循行到小腿部，六经经筋有相互重合、相互渗融的结构特点（小腿部以长条形肌肉结构为主），在人体日常生活（如工作、运动等）都起着重要作用，小腿肌肉经筋形成的引力线于日常生活中经常超阈限使用，极易产生（隐性）筋结病灶，对本症有重要影响。在治疗本症实践过程中得出总结：对小腿部内外1线、2线、3线筋结病灶进行手势手法查灶消灶，双手以掌弓手配合弓钳手灵活交叉运用，手势手法由轻而重，仔细探查筋结病灶，对于病灶实行边查边消的原则，以消灶解结为目的，消灶过程中以患者能够承受为宜。

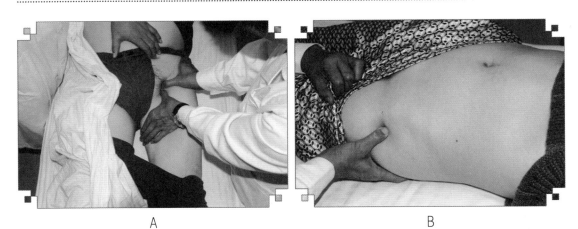

A   B

图 7-132　腹股沟段筋结病灶施治的手势手法

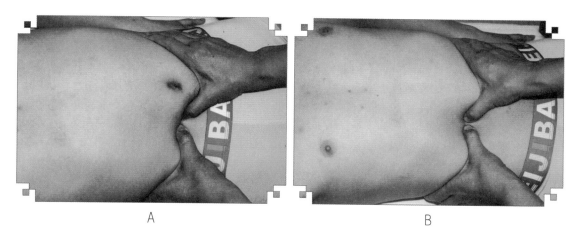

A   B

图 7-133　腹部筋结病灶施治的手势手法

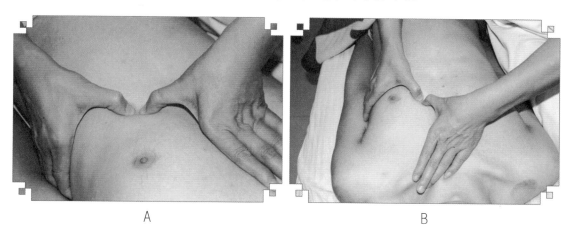

A   B

图 7-134　胸肋部筋结病灶施治的手势手法

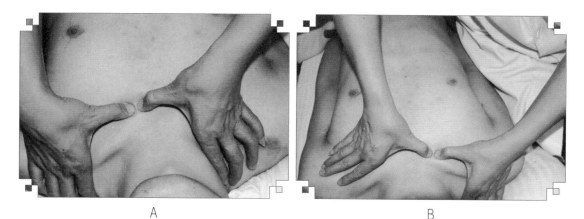

A   B

图 7-135　胸骨下端筋结病灶施治的手势手法

　　对腹股沟部、腹部、肋部、胸部 1 线、2 线、3 线筋结病灶进行综合施治，左右手同时运用掌弓手与弓钳手灵活配合运用，对上述部位进行查灶消灶，腹股沟腰大肌下段影响腰部及腿部的运动，冲脉是精微物质运输的主要通道，冷症腹部常可查到"三线""五皱襞"有筋结病灶形成（详参阅施治病灶图及腹部检查法），肋部是胸部与腹部两个气街枢纽的主要通道，胸部是气街枢纽的主要部位。以上各部有许多的经筋结构组织（各节多有叙述，此处不再复述），它们相互渗融交汇，这些结构在冷症中皆可以查找到阳性筋结病灶，一些病灶属于痿软性的灶中灶，壮医经筋疗法"以灶为腧"的消灶解结疗法手段，具有直接施治直达病所的特点，实现筋结病灶的松解，使气滞血瘀的病理状态获得改变，筋结松解脉自通，人体的"三道两路"通畅，"天、人、地"三气同步，从而达到治疗目的。

冷症经筋疗法的固灶行针

见图7-136～图7-141。

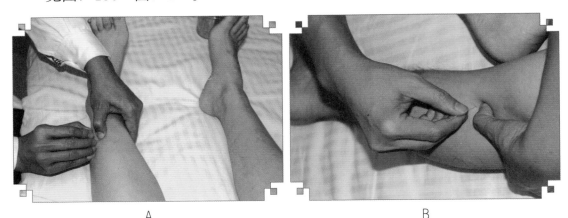

A   B

图 7-136　对小腿外侧、内侧筋结病灶进行固灶行针施治

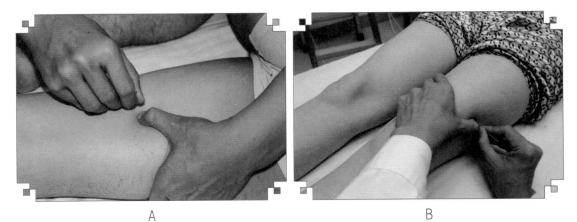

A   B

图 7-137　对大腿外侧及内侧筋结病灶进行固灶行针施治

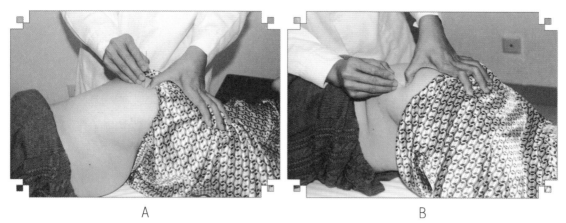

A

B

图 7-138 对臀部筋结病灶进行固灶行针的施治

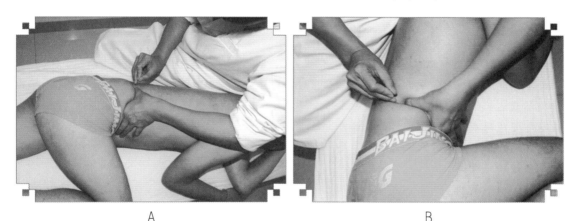

A

B

图 7-139 对腰部筋结病灶进行固灶行针的施治

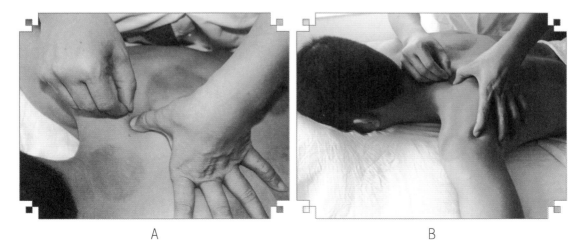

A

B

图 7-140 对肩胛内角筋结病灶进行固灶行针的施治

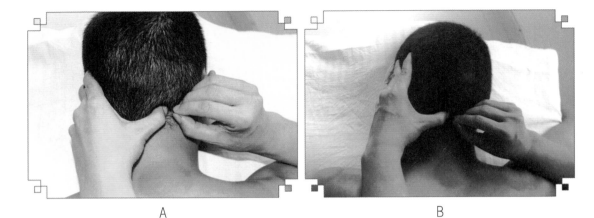

A   B

图 7-141　对枕肌筋结病灶进行固灶行针的施治

  运用经筋针刺法对小腿部、大腿部、臀部、腰部、背部、肩部、颈部、枕底部行针，左手运用掌弓手与弓钳手灵活配合进行查灶固灶，对小腿部、大腿部、臀部、腰部、背部、肩部、颈部、枕底部1线、2线、3线筋结病灶进行查灶检查，以上各部有许多的经筋结构组织（各节多有叙述，此处不再复述），它们相互渗融交汇，壮医经筋疗法的"以灶为腧"的消灶解结手段，具有直接施治直达病所的特点，实现筋结病灶的松解，气滞血瘀的病理状态获得改变，进行消灶解结，症状即可获得减轻。患者坚持配合治疗，医者耐心施治。多次针刺筋结病灶累积叠加，筋结松解脉自通，人体的三道两路通畅，"天、人、地"三气同步，解结气绍于门户，将无惑于天下，这是壮医经筋疗法治疗的不二法则。

第九节　慢性疲劳综合征

【病症概述】　慢性疲劳综合征，是目前病因未明疾患。常以流感样症状突然发病，而后出现持续性的严重疲劳，病情迁延，多好发于30岁左右精力充沛的妇女。据美国疾病控制中心称：本病症目前化验室检查没有任何阳性表现。故它究竟是怎么样的一种疾患一直有争议。丁尔孟博士指出，本病症的患者人数不详。美国疾病控制中心对慢性疲劳综合征的诊断标准是：突然的流感样症状，继之出现疲劳，持续或反复至少6个月，疲劳的严重程度至少足以减少病人活动度一半以上。此外，还必须有其他症状如头痛、关节痛及各种心理主诉，如抑郁、失眠等。

【临床表现】

1. 主要症状　起病具有轻重不同程度的流感样症状，继之出现重度疲劳，伴情绪抑郁、失眠多梦等，但多项有关检查呈阴性。

2. 病灶体征　本症临床可查到广泛性的筋结病灶。病灶好发于眶隔筋区、颞筋区、颈枕筋区、肩筋区，背腰筋区及肢体。常见大小皱眉肌、前颞肌及颞筋膜、耳肌、项上线的肌筋附着点，颈部的颈夹肌、头夹肌、头半棘肌，肩胛提肌、冈上肌、冈下肌、竖脊肌、肩袖肌、肢体伸肌及关节周的"尽筋头"等，呈现广泛性筋结病灶。

【机制释义】　经筋学说辨证认为，慢性疲劳综合征具有"多经并病"的证候。其流感样症状期，乃外邪入腠袭筋，致使肌筋产生广泛性反应，阻塞人体"三道两路"，使人体天、人、地三气气机紊乱，导致肌筋的郁滞形成。发生肌筋的特殊症状之一，即重度疲劳。导致经筋体系（含皮肤肌腠）的挛缩闭郁，故而全身不适、肢节疼烦、头痛失眠等症状出现。由于广泛性筋性疲劳，故人体发生重度疲劳感，依经筋疗法的修身辨证观可知必然伴随有精神疲劳。

【治疗方法】

1. 用理筋手法，施以全身性的理筋，令经筋体系的肌筋松解而筋舒络活。

2. 针对固结的病灶，尤以尽筋头病灶，施以"撷皮理腠""按筋抑痹""揉筋缓节""点筋结法"等的理筋。

3. 运用针刺疗法进行消灶、解结。按病者所能承受的治疗量，分次、分期加以针刺治疗。

4. 以负荷较大的拔火罐方法，对可吸拔的皮部进行拔罐治疗，令皮肤充分潮红充血，利于邪从表解。

5. 根据病情需要，运用辅助疗法手段，例如药液外洗及热蒸，教导病人学会自我点筋结按摩，练习静功等，以调整整体动态功能平衡，加速病情的康复。

据临床系统治疗观察148例，最短施治4次，最长12次，平均5次，疗程平均所需时间35天。治疗结果：本组病例治疗全部有效，其中治愈率90.4%，显效率7.6%，有效率2%。

【病例择举】 患者潘某，女性，25岁，已婚，农民，患流感样症状后，自觉全身重度疲劳伴酸痛，肢节疼烦，四肢乏力，但无关节红肿热痛征象。起病后伴觉头晕头痛，失眠或入睡多梦，心情抑郁，历时已2年整。曾多方求治，化验及有关检查皆阴性，医者多诊为"神经衰弱"加以治疗，但病情如故。因长期不劳动，家人态度冷淡，自投亲戚寄宿求医。就诊时，复查有关化验检查，结果全属阴性；用经筋查灶检查，于患者躯体查及多个部位的"筋结"阳性体征，诊为广泛性伤筋合并疲劳综合征。予消灶理筋法施治12次（前后历时32天）。病症消除，喜返夫家生产劳动。追踪观察2年，未见病情复发。

慢性疲劳综合征筋结多好发于太阳经筋、阳明经筋、少阳经筋，以三阳损伤为主，太阴经筋、少阴经筋、厥阴经筋三阴经筋亦受到累及，好发筋结病灶见图7-142。

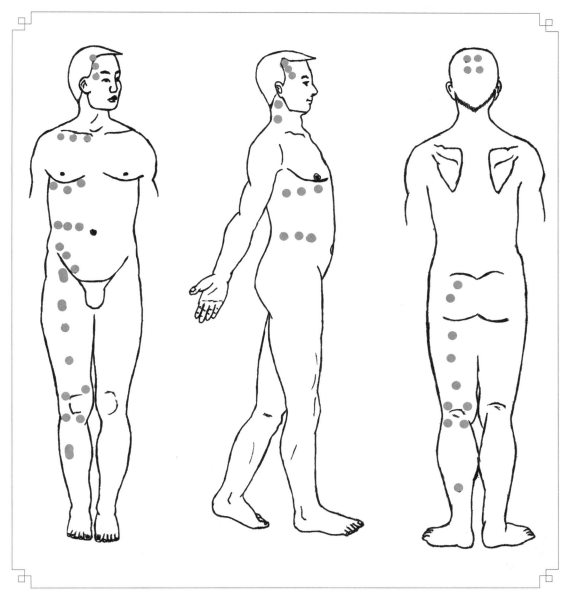

图 7-142　慢性疲劳综合征筋结病灶好发部位

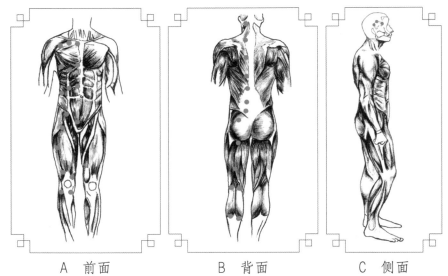

A　前面　　　　　　　B　背面　　　　　　　C　侧面

图 7-143　慢性疲劳综合征筋结病灶好发部位：前面（A）、
背面（B）、侧面（C）

慢性疲劳综合征经筋疗法手势手法

见图7-144~图7-156。

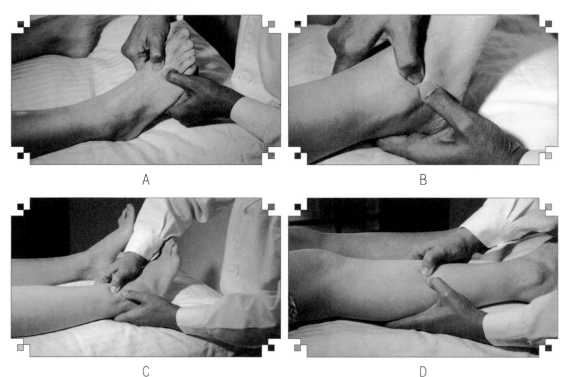

A　　　　　　　　　　　　　　　　B

C　　　　　　　　　　　　　　　　D

图 7-144　足背部、踝关节、小腿部手势手法

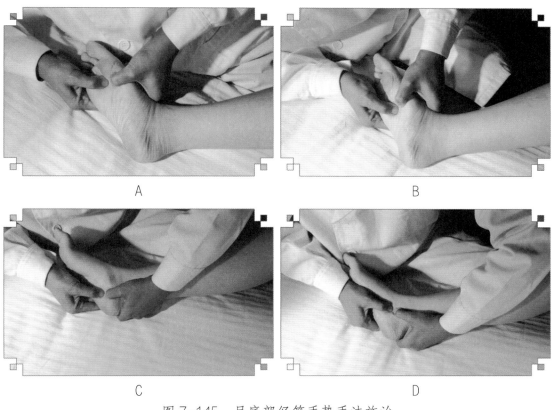

A　B

C　D

图 7-145　足底部经筋手势手法施治

对小腿部进行手势施治，鉴于此症筋结病灶有广泛性的特点，对于小腿部的施治应该从整个小腿整体着手施术，即"四维相代"原理：足部——脚踝——胫前肌——腓骨长短肌腱——腓肠肌筋结，本着"以灶为腧"的原则进行查灶消灶。

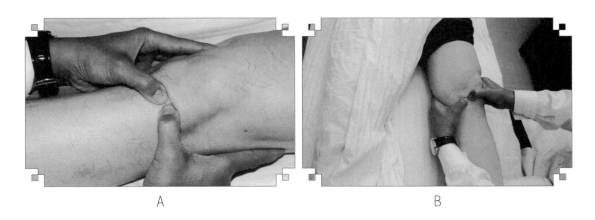

A　B

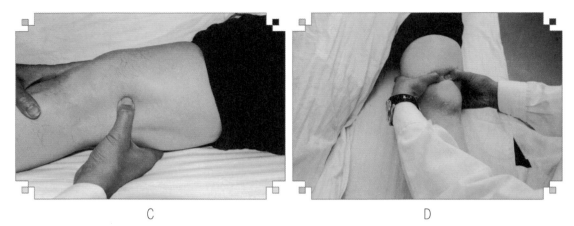

C   D

图 7-146 膝关节部经筋手势手法

  对膝关节进行手势施治，鉴于此症筋结病灶有广泛性、混合性的特点，对于膝关节部的施治应该以整个膝关节整体着手施术，即"四维相代"原理，从前面髌骨四周上下筋结附着点，到侧面阔筋膜张肌、股外侧肌、缝匠肌等等附着点，背面半腱肌、半膜肌、股二头肌、跖肌等等筋结附着点，内侧面股内侧肌、缝匠肌、腓肠肌内外侧头等等附着点，本着"以灶为腧"的原则进行查灶消灶。

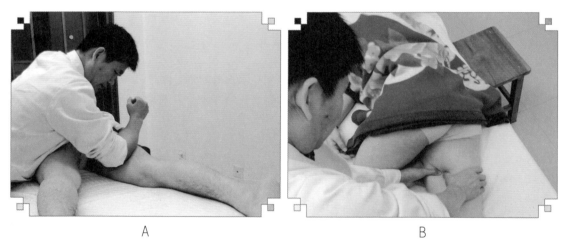

A   B

图 7-147 肘臂法对大腿内侧筋结病灶进行施治

  鉴于此症筋结病灶是广泛性、混合性的特点，对于大腿部的施治应该以整个大腿整体着手施术，即"四维相代"原理，整个大腿部足太阳、足少阳、足阳明、足太阴、足少阴、足厥阴经筋六经各部，对各个肌筋附着点，本着"以灶为腧"的原则进行查灶消灶。

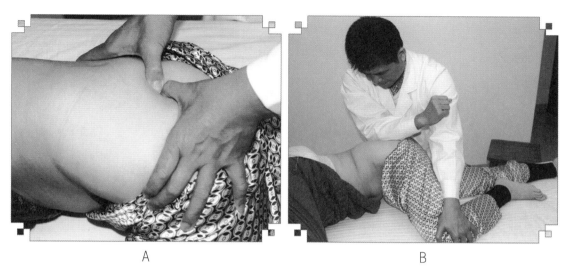

A   B

图 7-148 臀部梨状肌筋结病灶施治的手势手法

对大腿部施术结束后，顺势往上对臀部进行施治，结合臀部经筋结构特点，治疗原则如上。

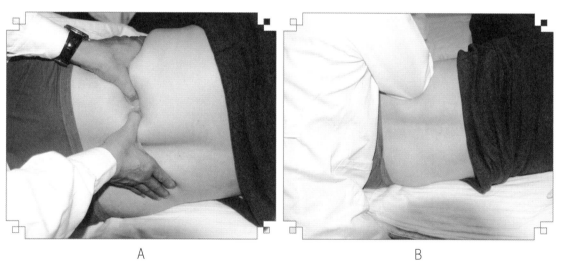

A   B

图 7-149 臀部梨状肌筋结病灶施治的手势手法

对臀部施术结束后，顺势往上对腰部进行施治，结合腰部经筋结构特点，治疗原则如上。

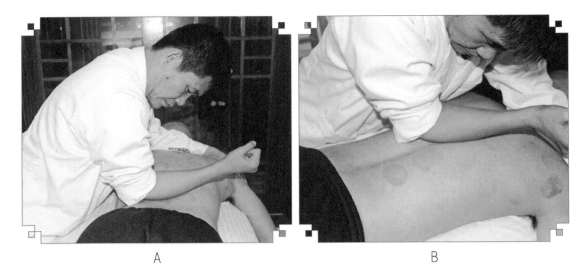

A   B

图 7-150　腰背部筋结病灶施治的手势手法

　　对腰部施术结束后，顺势往上对背部进行施治，结合背部经筋结构特点，治疗原则如上。

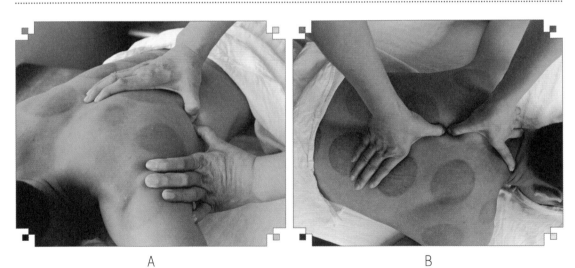

A   B

图 7-151　肩胛下角筋结病灶施治的手势手法

　　对腰部施术结束后，顺势往上对肩胛部进行施治，结合肩胛部的经筋结构特点，治疗原则
如上。

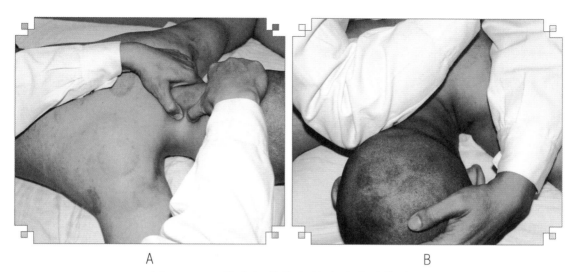

A   B

图 7-152　枕底部筋结病灶施治的手势手法

对肩胛部施术结束后，顺势往上对颈部、枕底部进行施治，结合颈部、枕底部的经筋结构特点，治疗原则如上。治疗颈部、枕底部结束后顺势对头部进行查灶治疗，保持治疗的整体性。

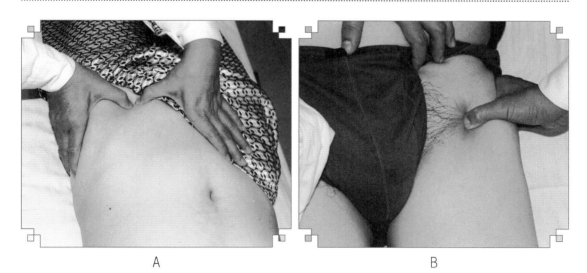

A   B

图 7-153　腹股沟部的经筋手势手法

对头部施术结束后，让患者仰卧，顺势往下对腹股沟部进行施治，结合腹股沟部的经筋结构特点，治疗原则如上。

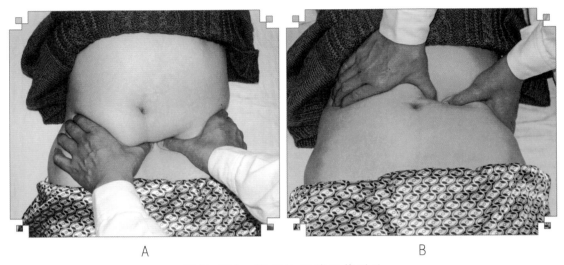

A B

图 7-154 腹部的经筋手势手法

对腹股沟部施术结束后，继续顺势往上对腹部进行施治，结合腹股沟部"三线""五皱襞"的经筋结构特点，治疗原则如上。

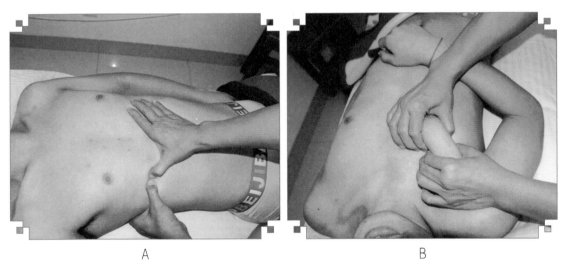

A B

图 7-155 胸肋部的经筋手势手法

对腹部施术结束后，继续顺势往上对胸肋部进行施治，结合胸肋部的经筋结构特点，治疗原则如上。

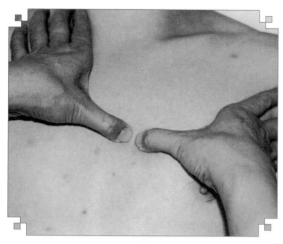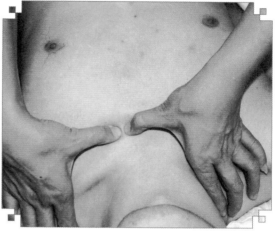

A　　　　　　　　　　　　B

图 7-156　胸锁部的经筋手势手法

对胸肋部施术结束后，继续顺势往上对胸锁部进行施治，结合胸锁部的经筋结构特点，治疗原则如上。胸锁部施治完毕，继续往上对头面部进行查灶治疗，特别是面部的眶隔区及侧部颞筋区，结合它们的结构特点，治疗原则如上。

慢性疲劳综合征经筋疗法固灶行针

见图7-157~图7-162。

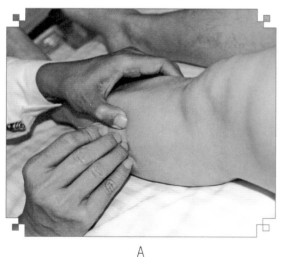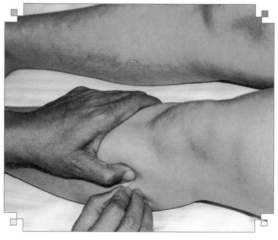

A　　　　　　　　　　　　B

图 7-157　对小腿外上段筋结病灶进行固灶行针的施治

对小腿部的固灶行针施治，应该以整个小腿整体着手施术，即"四维相代"原理从足部—脚踝—胫前肌—腓骨长短肌腱—腓肠肌筋结，本着"以灶为腧"的原则进行查灶消灶。

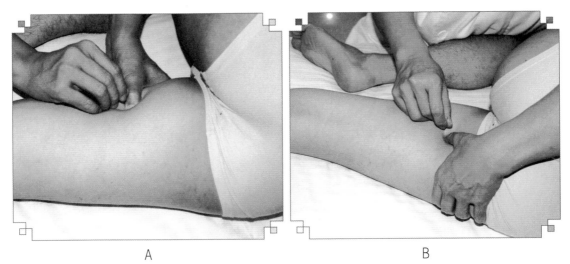

A   B

图 7-158　对大腿内侧二线筋结病灶进行固灶行针的施治

　　对大腿部固灶行针施治，鉴于此症筋结病灶有广泛性、混合性的特点，对于大腿部的施治应该以整个大腿整体着手施术，即"四维相代"原理，对整个大腿部足太阳、足少阳、足阳明、足太阴、足少阴、足厥阴经筋六经各部，对各个肌筋附着点进行查灶行针，本着"以灶为腧"的原则进行查灶消灶。

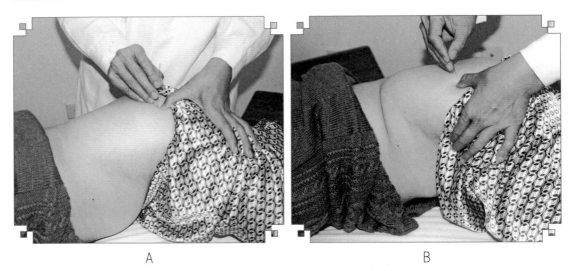

A   B

图 7-159　对臀部筋结病灶进行固灶行针的施治

　　对臀部的固灶行针，因臀部主要为足太阳经筋，足少阳经筋有少部分与足太阳经筋相互交融，好发病灶主要以梨状肌筋结多见，症状明显且较重，以臀上皮神经部多发，鉴于此症筋结病灶有广泛性、混合性的特点，对于臀部的施治应该以反应明显的筋结病灶为目标，本着"以灶为腧"的原则进行查灶消灶。

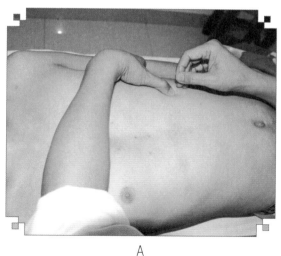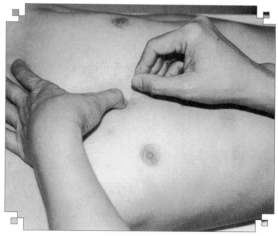

A B

图 7-160　对胸肋部筋结病灶进行固灶行针的施治

对胸部的固灶行针，因胸部为足阳明经筋循行所过，足阳明经筋胸锁部被外邪入膝袭筋，致使肌筋产生广泛性反应，导致经筋体系（含皮肤肌膝）的挛缩闭郁，一般出现心悸、胸闷、气短、咽喉异物感等症状，针刺背部足阳明经筋胸锁部筋结，以经筋1线、2线、3线为主导，循线查明各线各个肌筋附着点，本着"以灶为腧"的原则进行针刺消灶。

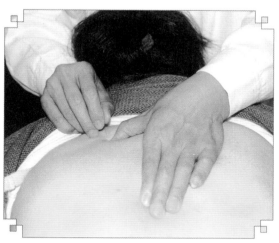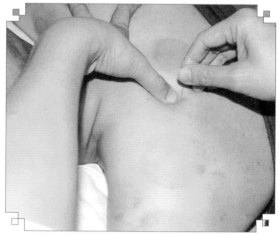

A B

图 7-161　对肩胛部筋结病灶进行固灶行针的施治

对背部的固灶行针，因背部为足太阳经筋，太阳经筋被外邪入膝袭筋，致使肌筋产生广泛性反应，导致经筋体系（含皮肤肌膝）的挛缩闭郁，故而全身不适，针刺背部足太阳经筋筋结，以经筋1线、2线、3线为主导，循线查明各个肌筋附着点，本着"以灶为腧"的原则进行针刺消灶。

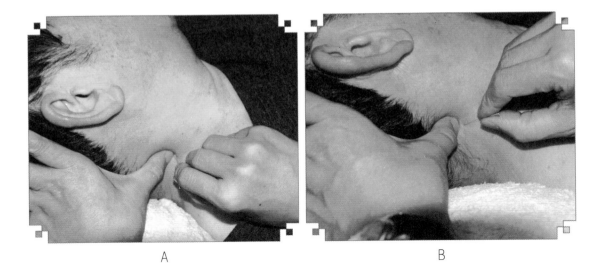

A   B

图 7-162　对颈后侧二线筋结病灶进行固灶行针的施治

　　对颈侧部的固灶行针，因颈侧部为足少阳经筋，足少阳经筋被外邪入膝袭筋，致使肌筋产生广泛性反应，导致经筋体系（含皮肤肌腠）的挛缩闭郁，一般出现头晕头疼、耳鸣、头颈屈伸不利、记忆力下降等症状。针刺颈侧少阳经筋筋结，以颈侧部经筋1线、2线、3线为主导，循线查明各个肌筋附着点，本着"以灶为腧"的原则进行针刺消灶。

第十节　不明原因性下肢软瘫

【病症概述】　下肢软瘫，病因复杂，一般认为本病是一种病因不明的神经原变性疾患。临床表现主要是两下肢渐进性的乏力乃至瘫痪，多伴见肌筋逆冷及萎缩。

【临床表现】

1. 主要症状　① 患肢毛孔较常人粗显，下肢厥冷，温度降低，肤色苍白；② 肢体肌筋痿软、萎缩，感觉减弱；③ 主运动功能降低乃至丧失，步行艰难；④ 多伴存脏腑的虚衰临床表现，五脏的虚衰中，以肝肾及脾虚为主。

2. 病灶体征　经筋查灶，采用足三阴及足三阳的多维检查法，详细做各经筋的循经检查时，常见足三阳经及足少阴经呈节段性的筋结阳性病灶形成。其中足、小腿、髀股及腰腹的气街节段性病灶尤为突出。这种现象，恰如《灵枢·根结》所云："太阳为关，阳明为阖，少阳为枢，故关折则肉节渎而暴病起……渎者，皮肉宛膲而弱也。阖折则气无所止息而痿疾起矣……枢折即骨繇而不安于地。"经文在指出"三折"之后，并指出"当穷其本"。这便是说，要对"三折"的临床症状表现，加以考究它产生的原因。经筋学说的理解认为，腰腹深部的筋结形成，乃是下肢不明原因性软瘫的主要根源。因为腰腹深筋形成筋结状态之后，既形成经络的"三折"，更使经络之海的冲脉"下温足胫"发生阻滞，于是下肢的"肉节渎""痿疾起"而"不安于地"等随之出现。

本病症"筋结"导致经络发生"三折"的具体表现是：①小腿后侧的肌筋中，以足少阴经筋（详见足少阴经筋标本图）的索样筋结形成最为显著；②髀区筋结病灶，常于臀上部，形成面性的3个块状结灶的品字形排列；③股筋区的结灶，于冲脉（即股动脉）外2~3cm处形成；④腹部深筋（即腹缓筋）呈结块状的肌凝块症，可分别于脐外及侧腰2~3、3~4横突间触及。

【机制释义】 本症属于中医痿证中的足悗证，与脏腑、经络、气血及感受外邪关系密切。《素问·痿论》云："肺主身之皮毛，心主身之血脉，肝主身之筋膜，脾主身之肌肉，肾主身之骨髓。故肺热叶焦，则皮毛虚弱急薄，著则生痿躄也；心气热，则下脉厥而上，上则下脉虚……筋膜干则筋急而挛，发为筋痿；脾气热，则胃干而渴，肌肉不仁，发为肉痿；肾气热，则腰脊不举，骨枯而髓减，发为骨痿。"这段经文说明，心、肺、肝、脾、肾五脏的生态失衡，是导致肌肉、筋膜与筋脉病变产生的基本因素。在基本因素作用下，外邪入侵机体，导致经络阻滞，尤其是导致经络之海的冲脉"下温足胫"的功能障碍，便可产生下肢肌肤逆冷、筋肉痿软乏力的临床表现，中医古著称之为足悗证。《灵枢·动输》云："冲脉者，十二经之海也，与少阴之大络，起于肾下，出于气街，循阴股内廉……入足下，其别者，邪（斜）入踝……注诸络，以温足胫。"《灵枢·百病始生》曰："厥气生足悗，悗生胫寒，胫寒则血脉凝涩。"张景岳说："寒逆于下，故生足悗，谓肢节痛滞，不便利也。"足悗与痹证，两者之区别在于寒邪与湿邪的孰多孰少。如《素问·痹论》云："痛者，寒气多也，有寒，故痛也。"《素问·调经论》云："寒湿之中人也，皮肤收，肌肉坚紧，荣血泣，卫气去，故曰虚。虚者聂辟，气不足，按之则气足以温之，故快然而不痛。"从举引的经文可知，下肢软瘫的主要病理病机，乃是气虚而形成寒湿。按照中医古著所称"按之则气足以温之"的治疗方法，可将本病症治愈。

【治疗方法】 根据筋挛产生对经络的压迫，舒筋以活络，及古典所述"气不足，按之则气足以温之"的治病原理，采用综合疗法手段：

1. 对足三阴三阳经筋，做每一条经筋的线性手法疏通治疗；对其结硬性的节段性筋结点，以局部固灶行针的刺治方法施治。

2. 对腹缓筋脐外筋结病灶，运用边查灶边消灶方法的舒筋方法施治。

3. 对髀筋区、股筋区及腰筋区的筋结，先用理筋手法施治，再用固灶行针法刺治。

4. 对可行拔火罐的腰腿施治部位，施以拔火罐治疗。

5. 教导病人做点筋结按摩治疗。

6. 辅以外洗、热熨疗法。

7. 对于机体明显偏虚的患者，分别予补阳或补阴的中药饮片煎服。

【病例择举】　病例一：赵某，女性，35岁，广西人。不明原因患进行性下肢软瘫4年。曾于当地及广西南宁多家大医院进行CT及磁共振检查，皆未查明致病原因；针药及其他多种疗法长期施治未见病情好转。经筋检查，见两下肢逆冷过膝，毛孔粗糙，皮色苍白，肌筋弛缓，腱反射减弱，知觉尚良好，右下肢大腿周径较左下肢细2.5cm，两下肢小腿的伸肌群及屈肌群皆呈明显的结索样改变，大腿的股内侧肌、股外侧肌，半腱肌及半膜肌，呈弛缓性痿软并萎缩，腰大肌呈结块状，梨状肌呈筋结性萎缩。按照经筋学的辨证，认为这是腹缓筋的劳损性筋结导致下肢假性软瘫，予综合理筋疗法施治。① 按下肢六经分布，分别做循经揉筋手法，以疏通各经络的阻滞。② 对腹缓筋的劳损性筋结状态，分别于冲脉点（即腹股沟股动脉外侧筋结点）、脐旁外下点及腰点，取相应的体位，进行揉筋点穴法以解其结。③ 针刺治疗。对足六经循行线的明显筋结点，做分次、分期、分批施以固灶行针法的针刺施治；对腹缓筋的股部筋结点、梨状肌点及腰2～3、3～4横棘突间点，施以固灶直入直出的针刺治疗，令结灶松解。④ 拔火罐治疗。分别于腰臀及腿部针孔皮部拔火罐，增强血脉的流通。⑤ 辅助治疗。中草药煎水外洗，教导患者自我点筋结按摩，每周施治2次。本病例患者经过施治2次，下肢的皮色及温度明显改善，下肢的沉重乏力感向轻松的自主运动复苏。坚持治疗4个疗程，获得康复。

病例二：梁某，男性，62岁，广西人。不明原因下肢软瘫，不能走动，病史2年。曾多方求治，病情如故，由家属用手推车送来就诊。经筋疗法检查发现：下肢痿软乏力，不能自行站立，肢端厥冷，皮色无紫斑，毛孔增粗，肌力2级，知觉存在，反射减弱，未引出病理反射阳性征。循经筋线查灶，可见弛缓性的肌筋中存在经筋的节段性结灶，腹缓筋呈肌凝块状结。诊断：腹缓筋性下肢痿软。治疗方法，综合理筋疗法，具体施治方法同病例一。施治3个疗程，患者两下肢恢复正常。

病例三：张某，男性，12岁，山东人。腰、膝、踝关节肿胀畸形，步行艰难，多方求治无效，已失学5年，在北京藏医院用经筋疗法，查见腰部膨隆，左臂向后位抬高，膝关节畸形屈曲，左踝及左足跖肿胀变形。神经病理反射阴性。予经筋疗法施治3个疗程后，腰、臀、腿、踝顽症获康复，步态正常，于2002年9月重返学校学习。

不明原因性下肢软瘫筋结病灶

见图7-163、图7-164。

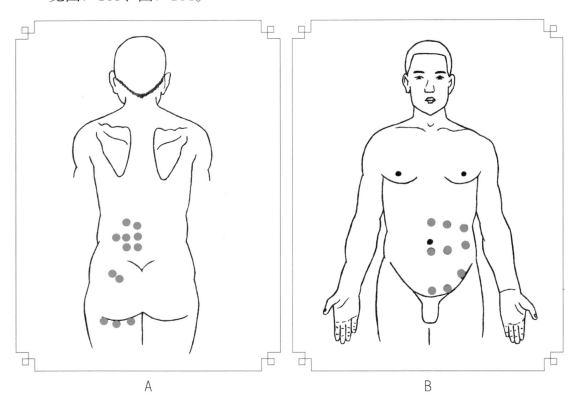

A   B

图7-163　不明原因性下肢软瘫筋结病灶好发部位（A.背面；B前面）

腰腹腿段阳明经筋、太阳经筋、少阳经筋为不明原因性下肢软瘫好发筋结病灶。

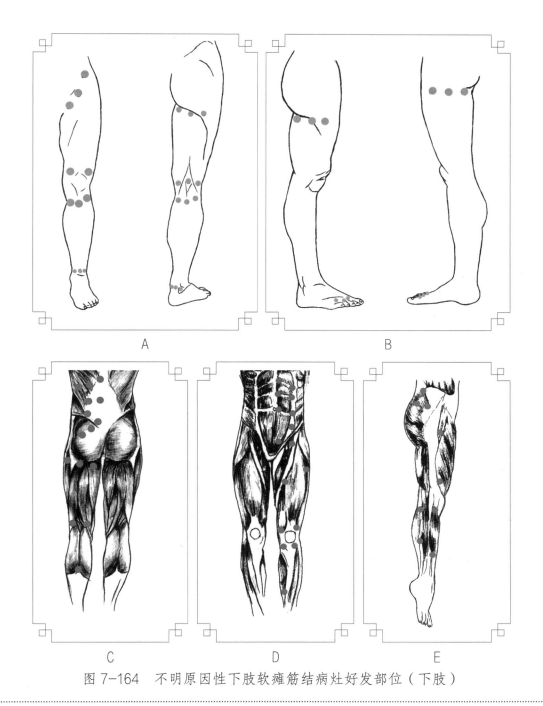

A　　　　　　　　　　　　　B

C　　　　　　　　　　D　　　　　　　　　　E

图 7-164　不明原因性下肢软瘫筋结病灶好发部位（下肢）

　　不明原因性下肢软瘫以腰腹腿三联综合征反应为主，腰部腰 3 横段、腹部冲脉点为主要筋结好发部。

不明原因性下肢软瘫筋结病灶手势手法施治

见图7-165～图7-171。

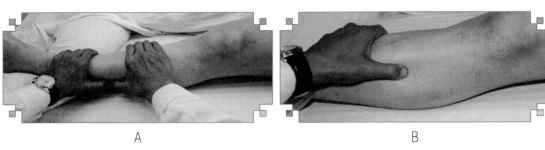

A   B

图 7-165　小腿外侧筋结病灶施治的手势手法

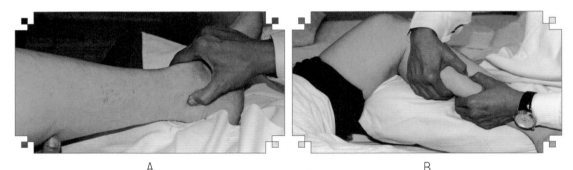

A   B

图 7-166　小腿内侧筋结病灶施治的手势手法

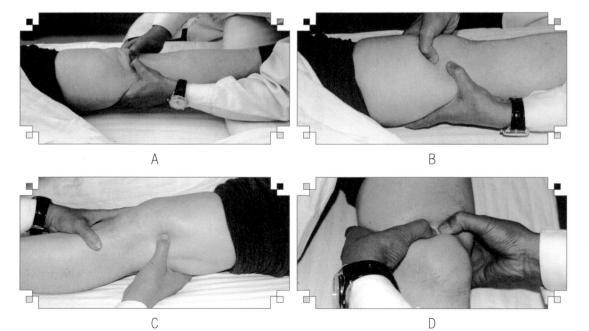

A   B

C   D

图 7-167　膝关节筋结病灶施治的手势手法

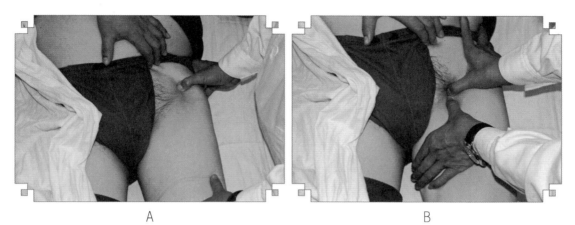

A   B

图 7-168   腹股沟段筋结病灶施治的手势手法

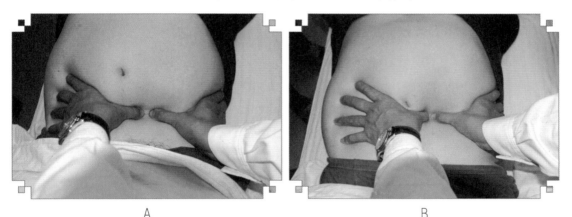

A   B

图 7-169   腹部筋结病灶施治的手势手法

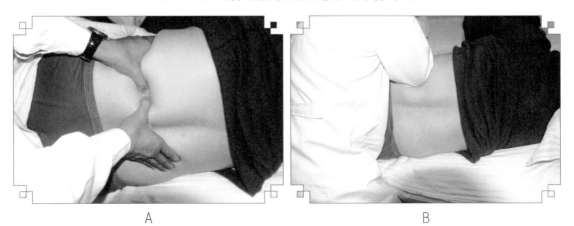

A   B

图 7-170   腰方肌筋结病灶施治的手势手法

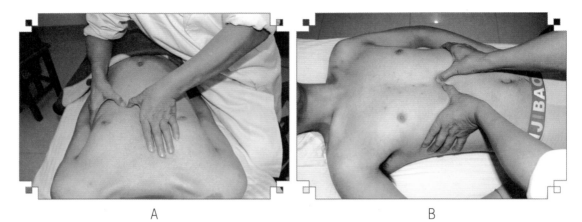

A   B

图 7-171　胸腹部筋结病灶施治的手势手法

不明原因性下肢软瘫筋结病灶固灶行针施治

见图7-172～图7-176。

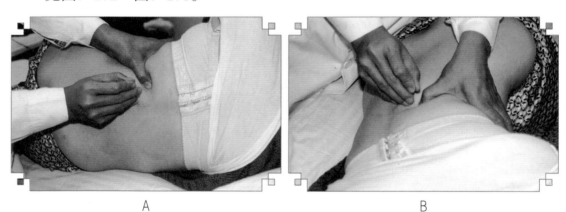

A   B

图 7-172　对背部筋结病灶进行固灶行针的施治

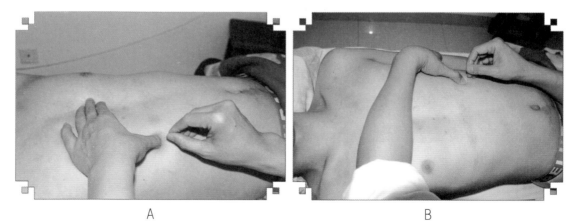

A   B

图 7-173　对胸肋部筋结病灶进行固灶行针的施治

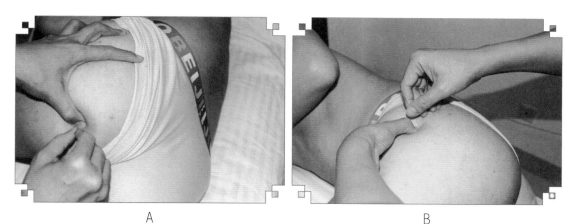

A　　　　　　　　　　　　　　　B

图 7-174　对臀部筋结病灶进行固灶行针的施治

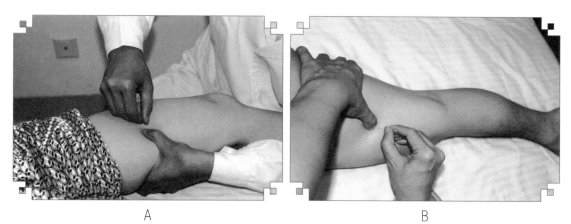

A　　　　　　　　　　　　　　　B

图 7-175　对大腿内侧筋结病灶进行固灶行针的施治

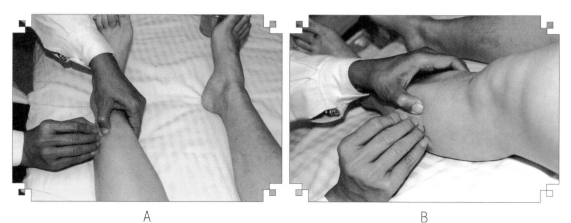

A　　　　　　　　　　　　　　　B

图 7-176　对小腿外侧筋结病灶进行固灶行针的施治

病例三治疗前后比较见图7-177～图7-181。

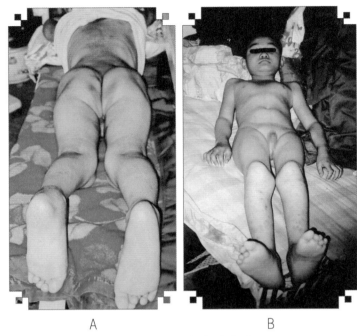

A B

图 7-177 治疗前体态

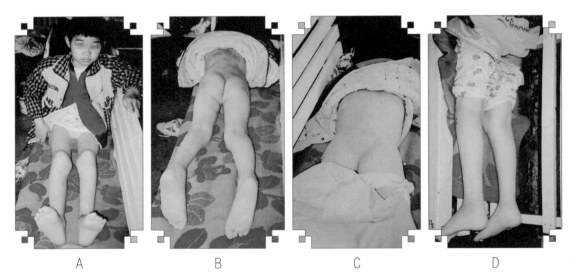

A B C D

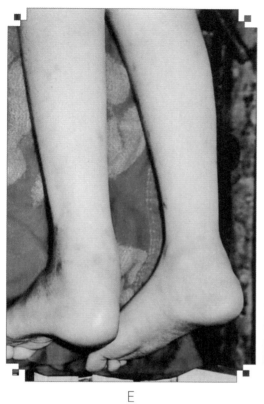
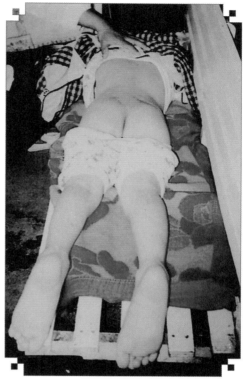

E　　　　　　　　　　　　　　　　　F

图 7-178　治疗 1 个疗程后的效果

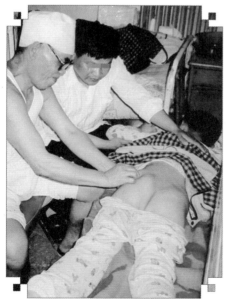
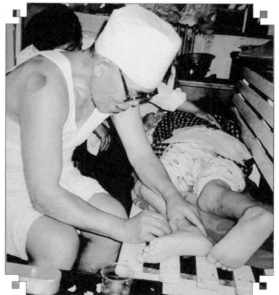

A　　　　　　　　　　　　　　　　　B

图 7-179　经筋疗法固灶行针施治

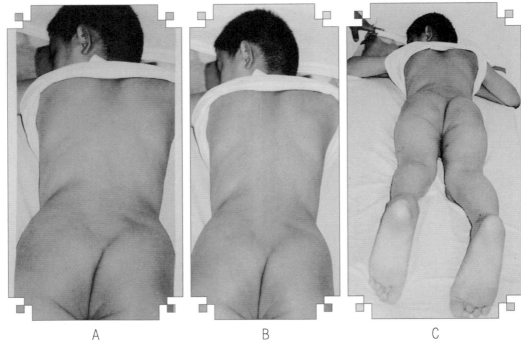

A   B   C

图 7-180   治疗 2 个疗程后的效果

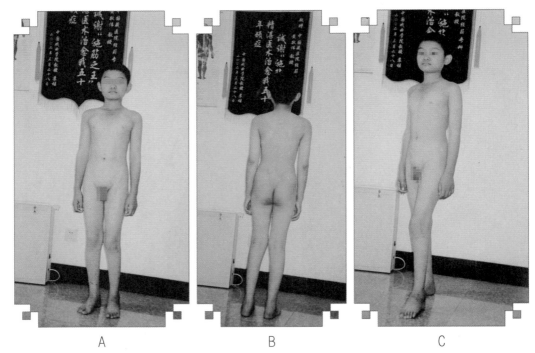

A   B   C

图 7-181   治疗康复后的效果

第十一节　阑尾炎

【病症概述】　阑尾炎是一种常见的病症，是阑尾由于气血不通、经络阻滞、局部循环受阻发展演变成溃疡，属中医腹脘痛的范畴。本病症的病因未能完全阐明，学术界论述颇多。阑尾炎是西医诊断学的一个症名，在西医易于误诊，很多外科医生会把一些普通的腹痛或者是不明原因的腹痛误诊为阑尾炎！阑尾炎分为：① 急性阑尾炎；② 慢性阑尾炎；③ 其他。近年来随着西医学科的发展，除血常规、尿常规、X线钡剂灌肠检查外，还有超声检查、腹腔镜检查等，这对于提高本病症的诊疗水平，具有积极意义，但仍缺乏特效的治疗方法。经筋学对本症运用辨证施治方法，积累了丰富的临床经验，腰脊前三肌与腹直肌及腹外斜肌形成的三角形的任何一条边发生病态时都会对阑尾周围组织产生影响，甚至造成筋结病灶，产生瘀堵，血液循环受到影响而使阑尾发生炎症。尤其是腰大肌与髂肌汇合处极其容易发生病态反应（大多是由于腰、腹、腿三联征引发的）。上述的两个三角形的任何一条边受凉受寒或者受到不良刺激时都会对腹部产生影响引起疼痛，所以要注意鉴别。运用经筋疗法既能减少药物的投入，也适应现代社会人们对医药的需要。

【临床表现】

1. 主要症状　腹痛为持续性隐痛、胀痛，逐渐加重出现剧烈疼痛。部位始于上腹部，逐渐向下至脐周，最后局限于右下腹部。

2. 病灶体征　在医疗常规检查、消化系统有关检查基础上，进行经筋查灶法的系统检查。其目的在于全面了解全身肌筋的筋结对于整体功能调节的影响，从中分析阑尾炎病灶形成恶性循环的主要根源所在，明确促使其病理逆转的理筋方法和步骤。具体检查可分为腹部检查及全身重点区域检查。

阑尾炎的经筋阻滞，多发生于足阳明经筋，故宜对阳明经筋循行的腹浅层及深层的肌筋分别检查。腹浅层的经筋结灶好发于腹壁的腹白线、半月线及右侧腹直肌腱画线的肌筋膜，以索样形的病灶最为常见；少数病例，可于右腹直肌腱画线的肌质触及团块型或颗粒型的肌性挛缩结灶，位置在腹壁层。如疑为深层的恶性变或恶性变腹壁转移者，应做排除恶性病变的有关检查，明辨病变性质。腹部深层病灶的检查重点是对腹后腔的腹缓筋的检查。全身性的检查，依据病例的实际情况，做重点区域查灶，一般应对眶隔筋区、颞筋区、颈肩筋区及腰背筋区进行检查（上述区域检查，参照经筋查灶法）。

【机制释义】 经筋疗法，以调节机体的动态功能平衡为基本指导思想，建立起以舒筋解结来疏通被阻滞的经络，通调"三道两路"（壮医的谷道、水道、气道、龙路、火路），使经络气血运行畅通，气机畅流，营卫和调，脏腑居安，发挥人的自我修复功能，促使阑尾炎病灶愈合。经筋疗法将这一治疗机制称之为"以通为补"疗法。临床实践证明，疏通被阻滞的经络这一"以通为补"疗法，具有意想不到的特殊效果。其特殊效果的产生，归结于经筋疗法的舒筋解结的治疗手段，能够将导致经络阻滞的"筋结"病灶直接有效地舒解，使经络气血运行正常，充分发挥调和脏腑作用。

【治疗方法】

1. 治疗法则 ① 早期治疗，以舒筋解结、消除经络阻滞，实现"通则不痛"为治疗目标，止痛后，以调整机体功能、提高机体素质为治疗中心。② 对湿热型病例，宜投入清热解毒及化湿的药物治疗，以加速疗效进程。③ 溃疡合并出血期，暂时停止使用理筋疗法。④ 贯彻局部治疗与整体功能调整相结合疗法。

2. 施治方法 ① 初次施治，只令患者适应疗法，莫急于运用较重手势，治疗量从轻从减入手，以病人获得舒适感为治疗标准。② 着重从足阳明经筋及足太阴经筋的经线循行部位，以边查灶边消灶的理筋方法，对患者的腰背、胸腹及下肢分别做系列解结与多维解锁治疗。③ 对腹缓筋及足阳明经筋的外侧分支（盖过腓骨、上结于膝外、直上髀、上沿胁、于腹侧斜向腰背，详见足阳明经筋标本图）的每一节段，皆以点、线、面的全面理筋手法施治。④针刺治疗。以腹浅层、腰、腿3个经筋的筋结病灶为治疗重点部位，每一区域，运用固灶行针法刺治1～2个筋结病灶，结灶轮换针刺。⑤于腹、腰、背及下肢的筋结病灶施行拔火罐治疗。⑥教导病人自我点按筋结、练习"静功"，持之以恒。同时，指导病人执行科学的饮食配合治疗。

　　经筋疗法对慢性顽固性阑尾炎具有药物治疗难以达到的特殊疗效，对于本症的施治，宜采用"局部消灶"与"系列解锁"的联合疗法，两者相辅相成，即对主要引起本症的"病灶"投以消灶法的根治，使人的机体松解复原，达到标本兼治，相辅相成，笔者在临床中运用经筋疗法治疗32例阑尾炎全部治愈，最短施治2次，最长10次，平均4次。

　　【病例择举】　李某，女性，13岁，学生。既往健康，转移性右下腹痛1天。外科检查：右下腹麦氏点压痛、反跳痛明显，腰大肌试验（＋＋），血常规检查白细胞$19.5×10^9$/L。经筋查灶：左腰3横突压痛呈阳性；右腰大肌中下段呈菱形筋结，触压疼痛显著，右腹股沟韧带及右腹外斜肌中肌束呈索样硬结，触压疼痛显著，右梨状肌上束呈索样结块，右侧腹直肌下段呈团块状筋结。予"系列解锁"综合理筋疗法及经筋针刺法，施治4次，诸症消除，疾患治愈。观察至今疗效巩固，未再复发。

阑尾炎经筋筋结病灶好发部位

见图7-182～图7-184。

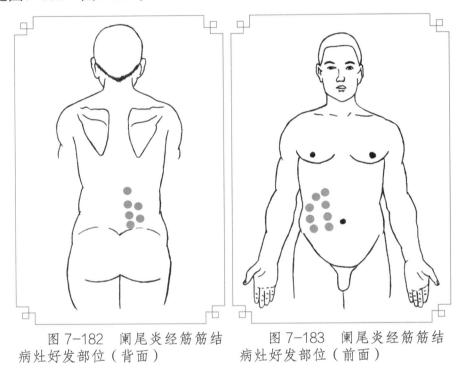

图 7-182　阑尾炎经筋筋结
病灶好发部位（背面）

图 7-183　阑尾炎经筋筋结
病灶好发部位（前面）

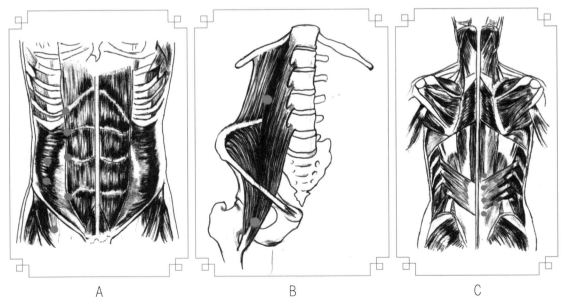

A　　　　　　　　　　　B　　　　　　　　　　　C

图 7-184　阑尾炎经筋筋结病灶好发部位（腰、腹股沟）

阑尾炎经筋疗法消灶手势

见图7-185～图7-187。

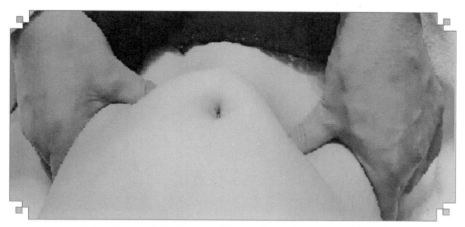

图 7-185　腹部深层双侧腰大肌筋结消灶手势手法

对腹股沟部，腹部，肋部1线、2线、3线筋结病灶进行综合施治，左右手同时运用掌弓手与弓钳手灵活配合运用对上述部位进行查灶消灶，阑尾炎部常可查到"三线""五皱襞"有筋结病灶形成（详参阅施治病灶图及腹部检查法）。以上各部有许多的经筋结构组织（各节多有叙述，此处不再复述），它们相互渗融交汇，这些结构在阑尾炎中皆可以查找到阳性筋结病灶，"以灶为腧"直接施治直达病所，实现筋结病灶的松解，经脉畅通而达到标本兼治。

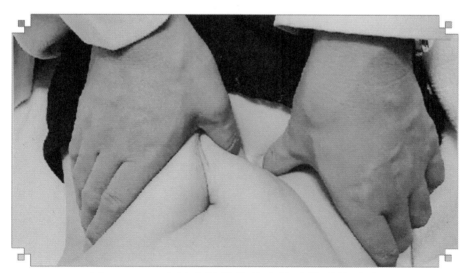

图 7-186　右侧腹缓筋筋结病灶消灶手势手法

右侧腹缓筋筋结病灶是阑尾炎症筋结好发部位的重点区域，此处重点查腹直肌、腹横肌、腹外斜肌、腹内斜肌及阑尾炎症压痛点，贯彻"以灶为腧"的治疗原则。

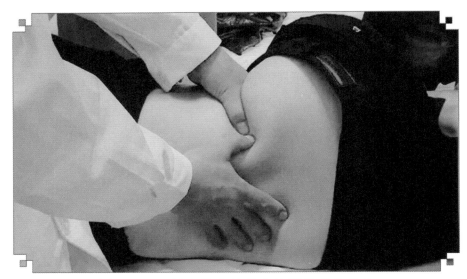

图 7-187　腰 3 横突筋结病灶消灶手势手法

　　腰 3 横突部位在阑尾炎症中也是产生筋结病灶的重点部位，主要查腰 3 横突部及横突部往腹部深处的腰大肌、腰小肌，此处是阑尾炎症施治过程必查必治的部位。

阑尾炎经筋疗法固灶行针

　　见图7-188～图7-190。

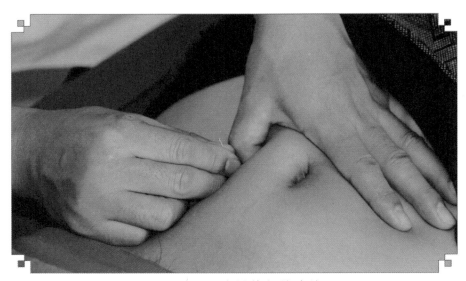

图 7-188　腹缓筋行针消灶

　　腹缓筋行针主要是针对腹部（三线、五皱襞）行针。

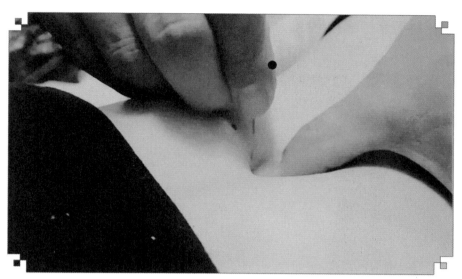

图 7-189 腰背部筋结病灶行针消灶

腰背部筋结病灶行针主要针对腰上三角部、腰 3 横突部、腰下三角部，以查到病灶并进行消灶为准。

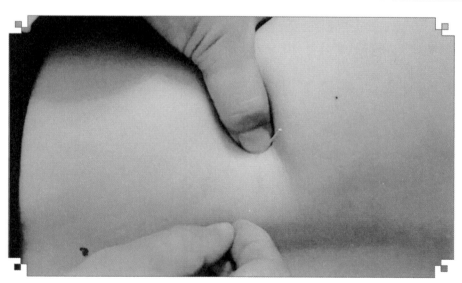

图 7-190 腰 3 横突筋结病灶行针消灶

腰 3 横突筋结病灶行针消灶以腰 3 横突部位进行查灶，查灶由外而内，即由腰 3 横突腰部（外部）向腹部（内部）由外而内进行查灶后针刺消灶。

阑尾炎经筋疗法腹部拔罐

见图7-191。

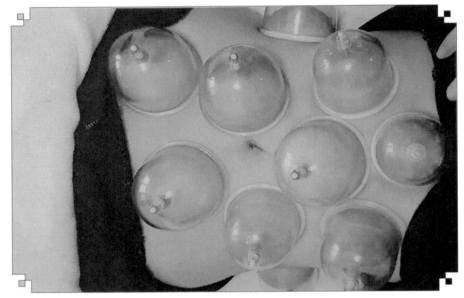

图 7-191　腹部拔罐

阑尾炎经筋疗法对各个部位进行手势查灶，针刺消灶后，并进行拔罐。这是经筋疗法"三联"施治之一。

第十二节　儿童智力障碍

【病症概述】　儿童智力障碍，属中医"五迟症""痴呆"等病症范畴。临床主要表现是智力发育迟缓，并伴随不同程度的适应性行为缺陷。重度智力障碍，终身需要别人护理，是严重危害后代健康成长的常见疾患。据有关资料载，我国儿童智力障碍的发病率在1%～3%，目前全国有1000多万人，广东省约有35.8万智力障碍儿童。因此，加强儿童智力障碍的防治工作，已经成为医学界及有关部门的迫切任务。

【临床表现】　儿童智力障碍临床表现是与同龄儿童相比较而言，其智力功能低下及适应性行为均有不同程度缺陷。中度以上的智力障碍，除智力功能明显偏低以外，尚可出现语言障碍，患儿对周围事物缺乏应有的反应和情感表现，表情淡薄，反应迟钝，适应性行为粗笨，乃至缺陷。部分智力障碍，伴见斜视、斜颈、肢体畸形及癫痫发作等。合并脑瘫的智力障碍临床根据其全身肌张力情况，分为痉挛型、弛缓型、共济失调型、手足蠕动型。此外，根据患儿肢体运动障碍所在不同部位，分为四肢瘫、双瘫、单瘫、截瘫、双重瘫和三肢瘫等类型。

【机制释义】　导致儿童智力障碍发生的因素甚多，并有许多未明的因素。但以中医的病因分类方法，可将智力障碍的病因概括为先天禀赋不足及后天的生长发育迟缓。此外，孕期及出生后外界致病因子的入侵，也成为智力障碍的重要因素。这些因素作用的结果，致使患儿形成总的病理机制是后天不足难以弥补先天的缺陷，同时也导致患儿的生长发育迟缓。这一恶性循环的建立，导致智力障碍儿病情难解。但是，从生物进化论、控制论及儿童生长发育时期具有高度代偿和修复功能特点等观点看待智力障碍，通过采用积极而有效的医疗措施，促进和提高智力障碍儿童的生长发育及智力功能的康复，是有巨大潜力的。经筋疗法将这一机制应用于临床实践，在收到显著提高智力障碍儿童智力效果的基础上，加上综合理筋产生的新功能，对智力障碍儿童的多种畸形体态，如斜视、斜颈及躯体畸形等，具有满意的矫正作用。

【治疗方法】 针对智力障碍儿童病变系列的治疗需要，经筋疗法确立起调节中枢结合周围疗法的"双向调节疗法"。在这总的治疗法则基础上，依据智力障碍儿的不同特点，选择下列八大疗法：① 调节经络，培补真元；② 调理脏腑，提高功能；③ 舒筋解结，调和营卫；④ 消除症状，安神定志；⑤ 理顺气街，增强代偿；⑥ 重视节交，提高疗效；⑦ 柔筋缓节，平衡躯体；⑧ 药物助疗，健脑益智。

"双向调节八法"临床应用结果，显示其具有的功能是：① 经治疗后，患儿获得较快的整体功能平衡，气色由多种薄弱状态向良好方向转轨。例如食欲增加，淡薄的肤色转红润，体重增加等；② 烦躁情绪逐渐消除，患儿安静而且活泼度增加；③ 智力功能明显提高，适应性行为显著改善；④ 伴随的病症，得到纠正；⑤ 显著提高语言能力、听力和视力；⑥ 畸形的躯体及斜视、斜颈等，获得满意的纠正；⑦ 脑瘫儿的畸形，如剪刀式的步态及过度伸展的躯体逐步获得纠正，病理反射征（如踝阵挛）逐步减轻乃至不再引出，患儿自我步行能力，获得显著提高，多数可完成由扶持走动到独立行走的过渡；⑧ 经筋疗法对软骨病患儿具有特殊疗效。

智力障碍儿童的经筋疗法结合健脑益智药物治疗，具有加速疗效的作用。经筋智力障碍专科配制的药物健脑益智制剂系列，疗效确切，此处从略。

智力障碍儿童先天体质都比较弱，宗气不足，精气神不足，三阳经筋、三阴经筋多好发筋结病灶（图7-192），致使患儿机体天、人、地三气不能同步，邪气内瘀，心智不开，予通调"三道两路"，调和机体气机平衡顺畅。

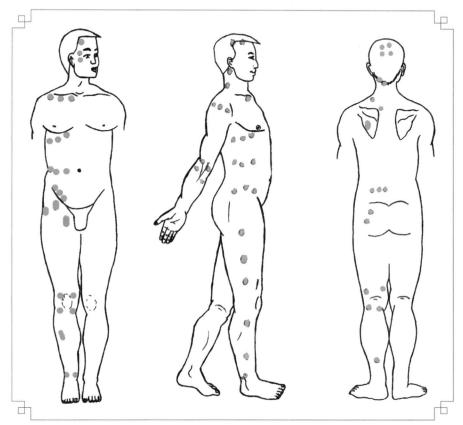

图 7-192　智力障碍儿童筋结病灶好发部位

多年的临床实践总结归纳，智力障碍儿童群体患病为先天或者为后天发病，临床上难以直接下定论，各类患儿多为广泛性、全身性形成筋结病灶分布（图7-193）。

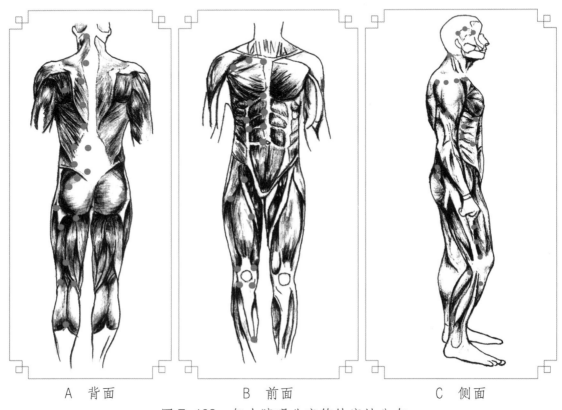

| A 背面 | B 前面 | C 侧面 |

图 7-193 智力障碍儿童筋结病灶分布

【病例择举】

1. **唐氏综合征** 唐氏综合征即21-三体综合征，英文名称：Down syndrome，又称先天愚型，是由染色体异常（多了一条21号染色体）而导致的疾病。60%患儿在胎内早期死亡即流产，存活者有明显的智力落后、特殊面容、生长发育障碍和多发畸形。西医诊断后表示，由于患儿免疫力低下，宜注意预防感染。如伴有先天性心脏病、胃肠道疾病或其他畸形，可考虑手术矫治。

病例一：冯某，女，3岁。出生时即确诊为唐氏综合征，能坐稳、行走摇晃，双眼球震颤，紧张时更甚，双手持物不稳，颈部斜方肌僵紧，呈翼状；夜睡如青蛙匍匐状，腹鼓胀，不能平卧。CT检查为脑部有轻微水肿，脑发育不全。过往治疗及药物服用不详。在运用经筋疗法治疗过程中，需根据实际情况注意手势手法、固灶行针及拔罐的部位治疗量及时间要适度，不可盲目过度，掌握药浴剂量和水量，重点治疗，兼顾整体。经过施治2个疗程，患儿持物行走趋稳，眼球震颤、听力、视力获得满意纠正（图7-194~图7-203）。

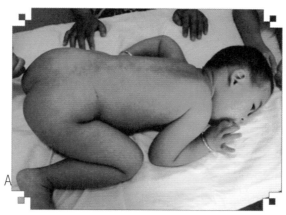

图 7-194　治疗前（夜睡如青蛙匍匐状，腹鼓胀，不能俯卧位及平卧位入睡）

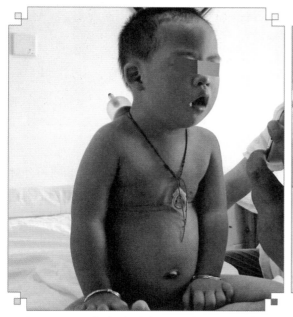

图 7-195　治疗前（唐氏面容，蛙胀腹）

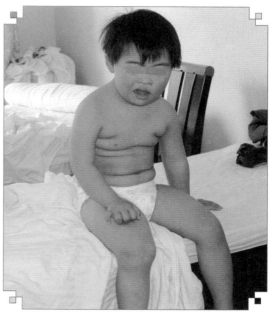

图 7-196 治疗中期（症状缓解）

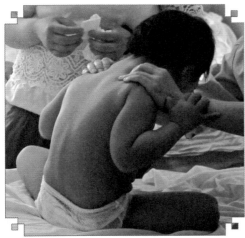

图 7-197　对翼状颈部运用
经筋手势施治

对翼状颈部运用经筋手势施治时，
由肩部到颈部及头部进行查灶消灶。

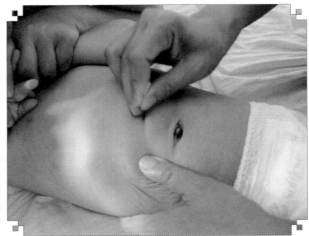

图 7-198　对腹部进行固灶行针

对腹部进行固灶行针，以（三线、五皱襞）查
灶行针为主。

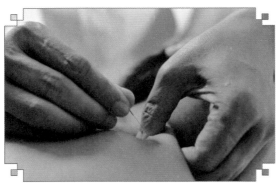

图 7-199　对肩部进行固灶行针

对肩部以提捏肩中带进行固灶行针即可。

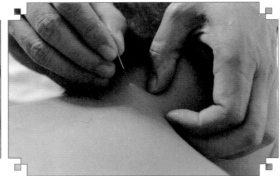

图 7-200　对颈部固灶行针

对颈部固灶行针以三线为主，由内而外对
三线上查到的筋结病灶进行针刺消灶。

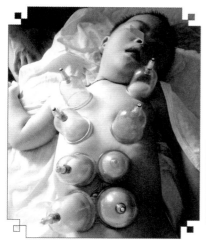

图 7-201　对胸腹部进行拔罐

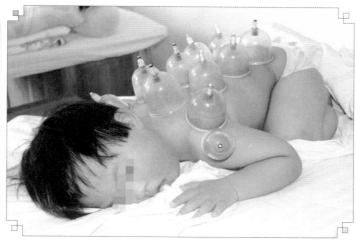

图 7-202　对腰背部进行拔罐

对患儿进行手势、针刺消灶后，对胸腹部进行拔罐，拔罐时必须针对患儿的实际情况，视其承受能力进行适度的拔罐。安全、有效即可。

对患儿进行手势、针刺消灶后，对腰背部进行拔罐，拔罐时必须针对患儿的实际情况，让其自己放好合适的体位，视其承受能力进行适度的拔罐。安全、有效即可。

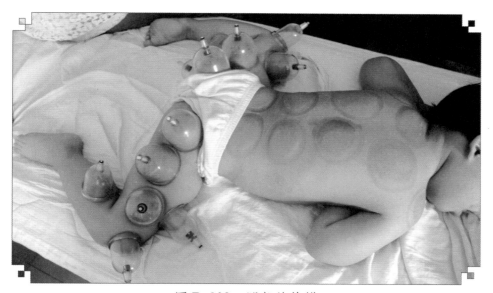

图 7-203　腿部的拔罐

如图所示，对患儿进行手势、针刺消灶后，对腿部进行拔罐，拔罐时必须针对患儿的实际情况，让其自己放好合适的体位，视其承受能力进行适度的拔罐。安全、有效即可。

病例二：许某，女，3岁半。出生时被诊断为唐氏综合征，2014年8月30日初诊。不能行走，难以坐稳，床上自行翻身不利，对周围情况反应灵敏，无语言表达、流涎，查体$T_1 \sim L_5$脊椎生理弯曲改变，以腰脊向后突起为主。治疗4次，能在床上坐稳，流涎减少，脸上表情丰富，腰脊弯曲可见明显改善。在运用经筋疗法治疗过程中，需根据实际情况注意手势手法、固灶行针及拔罐的部位治疗量及时间要适度，不可盲目过度，掌握药浴剂量和水量，重点治疗，兼顾整体。经过施治2个疗程，患儿诸症改善，现已经可以说些词组语言（图7-204～图7-217）。

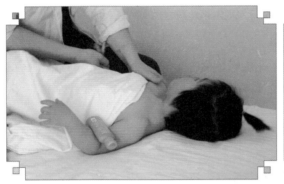

图7-204　经筋手势手法进行上肢施治

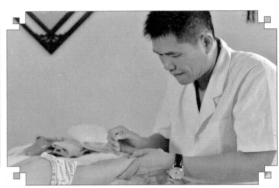

图7-205　腓肠肌的固灶行针

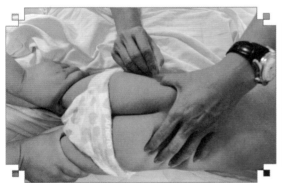

图7-206　臀部梨状肌筋结病灶固灶行针

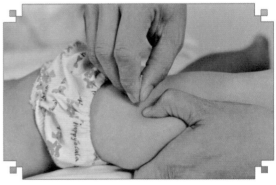

图7-207　腰3横突筋结病灶固灶行针

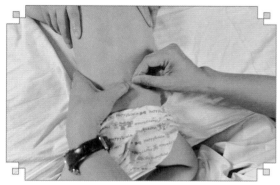

图 7-208　腰上三角筋结病灶固灶行针

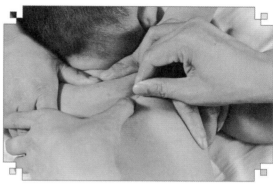

图 7-209　肩胛内角筋结病灶固灶行针

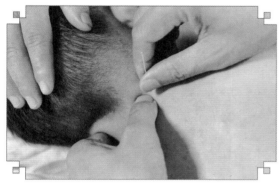

图 7-210　颈二线筋结病灶固灶行针

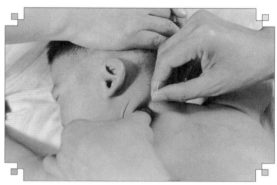

图 7-211　提捏冈上肌筋结病灶
进行固灶行针

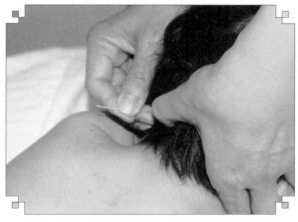

图 7-212　枕骶部筋结病灶进行固灶行针

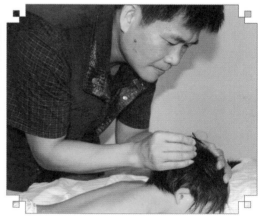

图 7-213　太阳筋结病灶进行固灶行针

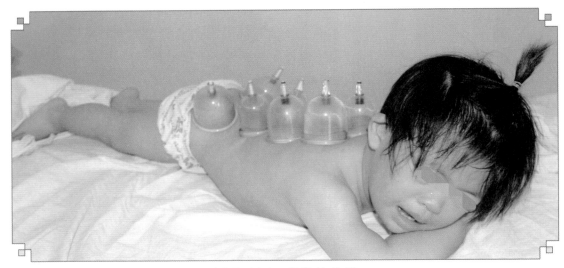

图 7-214　背部的拔罐

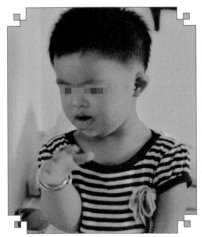

图 7-215　药浴后患
儿自娱自乐

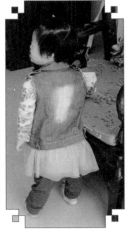

图 7-216　2 个
疗程后可自行站立

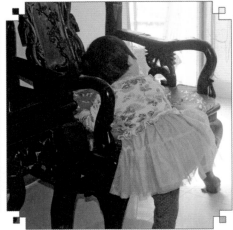

图 7-217　可自行爬上沙发

2. 小儿麻痹后遗症　小儿麻痹后遗症是一种严重的致残性疾病，发病的结果是造成患儿的肢体终生残疾。影响患儿的生活、生长和发育成熟，不仅造成小儿身体畸形，还为小儿生活自理、学习以及进入社会造成了严重障碍，使患儿的身心各方面都受到了打击。

（1）中医释义及辨证：属中医痿证、痿躄的范围。多由风湿热之邪内窜经络所致，不同于一般温邪袭肺或暑湿壅阻肠胃。① 邪犯胃肺见于本病前期；② 邪窜经络见于瘫痪前期；③ 气虚血瘀见于瘫痪期；④ 肝肾亏虚见于本病恢复期或后遗症期。

（2）小儿麻痹后遗症的分期：根据有没有肌肉瘫痪要经过以下3个发展阶段。

① 急性期：从接触感染到出现肢体瘫痪，平均17天。又分为潜伏期7天，瘫痪前期5天，瘫痪期5天。

② 恢复期：急性期后，体温正常，一般症状消失，肌肉瘫痪不再发展并开始恢复，这种恢复在前3~6个月内速度较快，6个月后逐渐缓慢，发病2年后进入后遗症期。

③ 后遗症期：神经和肌肉功能的恢复已经停止，但小儿麻痹后遗症引起的继发性病理改变将继续发展，相应神经支配的肌肉麻痹，可因姿势、负重等不平衡，出现各种畸形及功能障碍。如果不加以控制和进行有效的康复治疗，畸形会日趋明显和加重。

病例一：牛牛，男，9岁，出生1岁时，因高热抽搐，产生颈部向右侧倾斜，脊柱及上肢向右侧呈生理性弯曲，翼部翘起，左右不对称，走路歪歪扭扭，上下肢摇晃不定；口流涎，吐字不清，可自行走动。经多方救治后，未获得纠正。2015年2月进行经筋疗法治疗，在治疗过程中，需根据实际情况注意手势手法、固灶行针及拔罐的部位治疗量及时间要适度，不可盲目过度，掌握药浴剂量和水量，重点治疗，兼顾整体。施治2个疗程后，患儿畸态躯体获得满意纠正（图7-218~图7-223）。

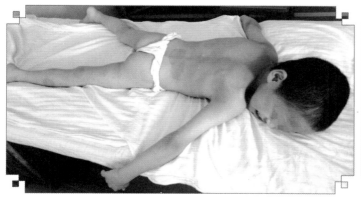

图 7-218　治疗前期肌肉消瘦

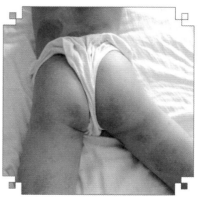

图 7-219　治疗后期肌肉逐渐恢复

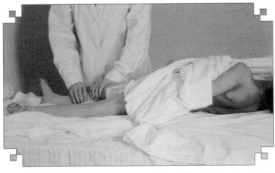 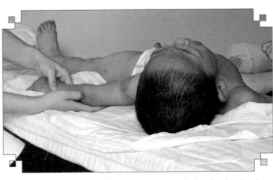

图 7-220　运用经筋手势手法对小腿　　图 7-221　经筋手势手法对上肢的施治
进行施治

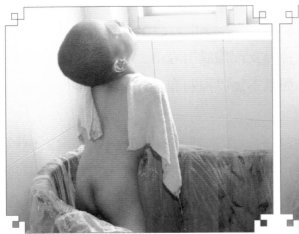

A　　　　　　　　　　　　　　　　B

图 7-222　1个半疗程后，药浴时患儿可自行起身

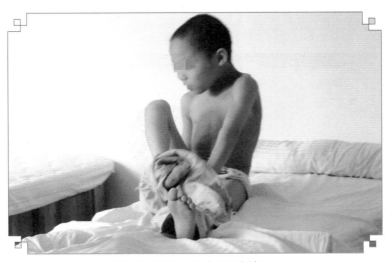

图 7-223　可自行脱裤子

病例二：患儿，6岁，口角流涎，步履蹒跚，自己不能持杯喝水及穿衣，吐字不清。1个疗程结束后，休息1个月。第2个疗程诸症改善（图7-224～图7-228）。

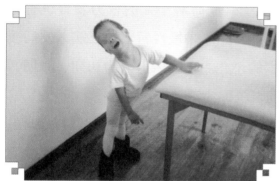

图7-224　患儿行走站立

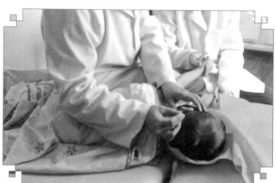

图7-225　在患儿头部行针

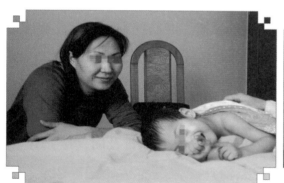

图7-226　治疗结束后嬉戏

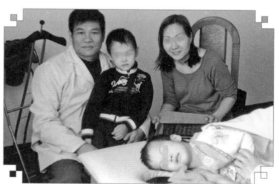

图7-227　与其哥哥、母亲合影

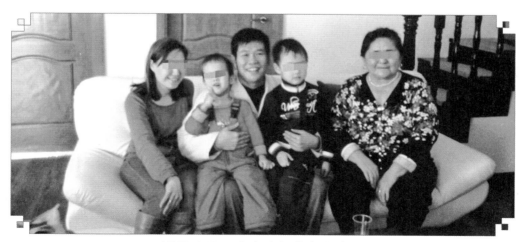

图7-228　治疗后与其家人合影

3. 软骨病 西医称之为维生素D缺乏性佝偻病，又叫骨软化症，属儿科疾病。发病原因及机制即骨矿化不足，为新形成的骨基质钙化障碍，主要症状为骨骼的改变、肌肉松弛以及非特异性的精神神经症状。重症佝偻病患者可影响消化系统、呼吸系统、循环系统及免疫系统，同时对小儿的智力发育也有影响。临床表现以骨骼的钙化障碍为主要特征，是一种慢性营养缺乏病，发病缓慢，影响生长发育。多发生于3个月至2岁的小儿。在临床上分为初期、激期、恢复期和后遗症期。初期、激期和恢复期，统称为活动期。

壮医经筋疗法治疗小儿软骨症，依据患儿的年龄、症状、体征，以辨病来进行施治，软骨症经筋疗法以整体辨证为主，手势手法主要以足太阳经筋、足少阳经筋、足阳明经筋循行线路为主，以腿部、腰背部、腹部筋结为重点进行查灶消灶，调节患儿天、人、地三气平衡，以通调"三道两路"为目的，促进患儿脾胃后天之本气机畅通，使患儿机体功能处于动态的平衡。经筋针刺法治疗量及时间要适度，不可盲目过度，治疗安全有效即可，分时、分疗程进行治疗。

病例：患儿邱某，男，2岁。运动性失语、腰硬、两下肢乏力，端坐位失衡，步态艰难。施治未满1个疗程，能站立，步行少许。在治疗过程中，需根据实际情况注意手势手法、固灶行针及拔罐的部位治疗量及时间要适度，不可盲目过度，掌握药浴剂量和水量，重点治疗，兼顾整体（图7-229～图7-232）。

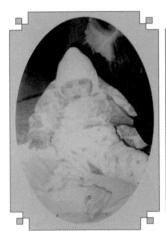

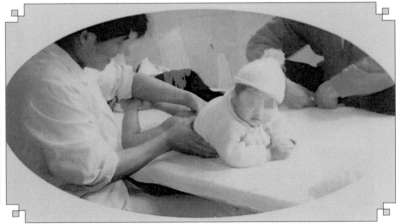

图 7-229 治疗前坐不稳　　　　　　　　图 7-230 治疗中

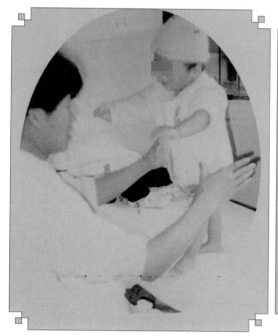

图 7-231　治疗后，能站立且能
行走少许（未满 1 个疗程）

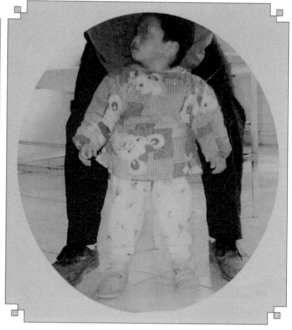

图 7-232　治疗后，站立姿势稳健

4. 小儿糖尿病　小儿糖尿病是一种自身免疫性疾病，有先天遗传背景，经后天多种因素的作用使之发病，主要包括：① 自身免疫反应；② 环境因素；③ 药物和化学因素；④ 遗传易感性。各年龄均可发病，小至出生后3个月，但以5～7岁和10～13岁多见，患病率男女无性别差异。我国儿童糖尿病发病率约为百万分之六。

病例：患儿2岁，患儿与正常儿童表现一致。其母亲主诉，患儿1岁8个月时发高热合并肺炎住院1个月（治疗经过不详），出院2个月后患儿再次发高热入院治疗，未合并肺炎，住院10余天退热后，患儿出现瘫痪症状，停止输液与西药，验血发现血糖36mmol/L。患儿出现瘫痪症状20余天，出院后求治于当地朝医，服了中药10余天，患儿恢复运动功能，生活正常，唯血糖维持在30～36mmol/L不变。母亲每天早上、中午、晚上各时间段给孩子注射胰岛素。2个月后经朋友介绍到南宁治疗，运用经筋疗法配合方剂及壮族外洗剂结合治疗，在治疗过程中，根据实际情况注意手势手法、固灶行针及拔罐的部位治疗量及时间要适度，不可盲目过度，掌握药浴剂量和水量，重点治疗，兼顾整体。1个疗程后血糖能平稳在8～16mmol/L。其母亲于每天中午注射1次胰岛素。后我在阿拉木图开保健中心时，患儿继续治疗2个疗程，6个月后取消注射胰岛素（图7-233～图7-237）。

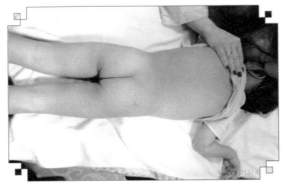

图 7-233　治疗前的经筋疗法检查

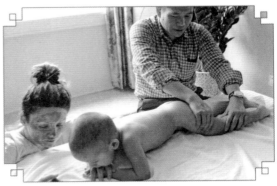

图 7-234　对大腿内侧端筋结病灶施行经筋手势手法治疗

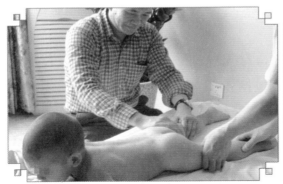

图 7-235　对下肢大腿中段筋结病灶施行经筋手势手法治疗

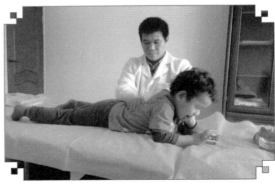

图 7-236　对腰背部经筋进行施治的手势手法

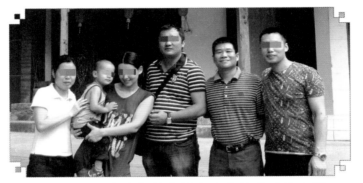

图 7-237　患儿与其父母在南宁治疗后的合影

5. 小儿肥胖症 医学上对体重超过按身长计算的平均标准体重20%的儿童，称为小儿肥胖症，属儿科。超过20%～29%为轻度肥胖，超过30%～49%为中度肥胖，超过50%为重度肥胖。肥胖症是指体内脂肪积聚过多，儿童发病率国内报道为2.4%～3.92%。

肥胖症分两大类：无明显病因的单纯性小儿肥胖症，大多数儿童属此类，以及有明显病因的继发性肥胖症。

小儿肥胖症病因未明，与营养过度、心理因素、缺乏活动、遗传、中枢调节等有关。

病例：患儿7岁，属无明显病因的单纯性小儿肥胖症，运用经筋疗法治疗1个疗程见效（图7-238、图7-239）。

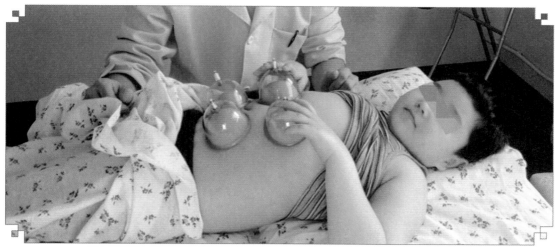

图 7-238　小儿肥胖症的拔罐治疗

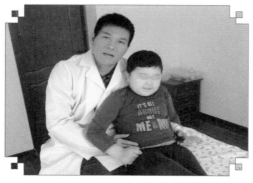

图 7-239　治疗后合影

6. 小儿脑积水症　脑积水，系指脑室系统内脑脊液积聚过多并引起脑室内压力增高。小儿脑积水，或称儿童脑积水，属儿科疾病。发病原因及机制：① 脑脊液产生过多；② 脑脊液吸收障碍；③ 脑脊液循环通道梗阻。其症状表现随患儿的发病年龄变化而变化，主要表现为烦躁、发育迟缓、头痛呕吐、嗜睡、癫痫等，体征有头围增大、囟门张力高、上视困难、视盘水肿和外展神经麻痹等。

病例：患儿，9个月，在床上不能翻转，不能独自坐稳。运用筋结疗法施治半个疗程（5次）后，可在床上自己坐起来，且可以坐得很稳（图7-240～图7-242）。

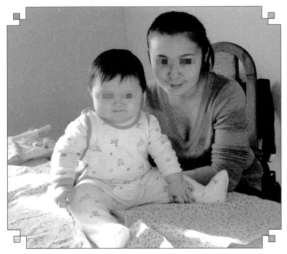

图 7-240　治疗前妈妈扶持勉强坐着

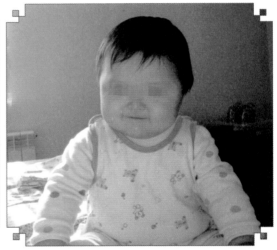

图 7-241　治疗 5 次后自己可以坐稳

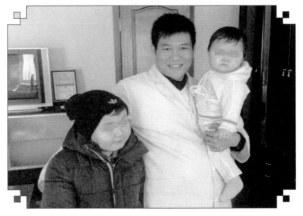

图 7-242　治疗 1 个疗程后与其哥哥合影

7. "斗鸡眼"症　"斗鸡眼"症，就是眼睛中间的瞳孔天生或人为地都朝中间靠拢，看起来就像两只鸡斗架一样，所以称为"斗鸡眼"，也叫作对眼，属眼科疾病。主要症状：双眼球均转向内，无传染性；"斗鸡眼"若不及时治疗，神经肌肉的麻痹是无法自愈的。而且，因为一只眼睛长期内斜，患者不能使用这只斜眼，久而久之，就会影响眼睛发育，甚至发生弱视。若不及时治疗，将来视力也难以恢复。

壮医经筋疗法治疗斗鸡眼症，依据患儿的年龄、症状、体征。运用经筋疗法手势手法施治，主要以头面部眼眶隔区，1线1号、2号筋结部位，2线7号、3号、4号筋结病灶部位，3线5号、6号筋结病灶部位，进行查灶消灶；颞筋区以2线为主进行查灶消灶，枕部、颈部以1线、2线为主，重点在枕底，对筋结"病灶"进行查灶消灶，调节患儿自身天、人、地三气平衡，通畅"三道两路"，使患儿机体头部眼眶隔区经筋所承载的经脉处于动态之下的平衡。经筋针刺法治疗量及时间要适度，不可盲目过度，治疗安全有效即可，分时、分疗程进行治疗。

8. 慢性铅中毒后遗症　慢性铅中毒是一种由于铅的累积吸收而导致的非传染性慢性病，多数儿童虽然没有出现大脑病变的体征，但却存在着持久的行为和认知问题，严重地影响健康和学习。临床表现为易怒、胃口差没有食欲、腹痛、贫血、注意力不集中、性格改变、腹绞痛等症状，其血铅含量一般在50μg/L左右，已经属于重度铅中毒。

病例：患儿11岁，当地医院诊断为慢性铅中毒症；治疗前四肢轻微颤抖，行走困难，手持物不稳，经筋疗法施治1个疗程后，手能持物，行走平稳（图7-243、图7-244）。

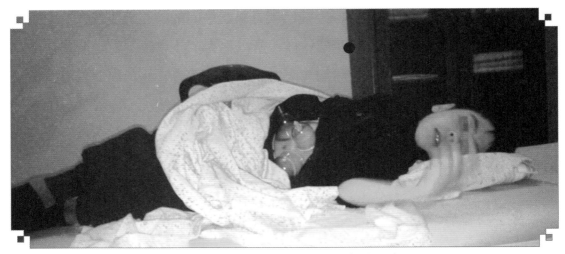

图 7-243　第 1 个疗程时的拔罐治疗

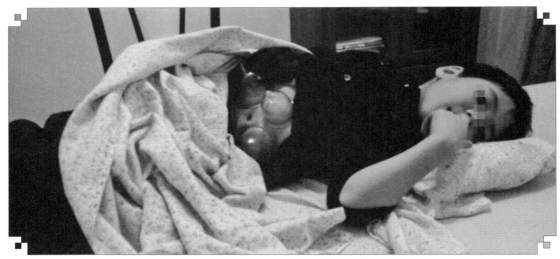

图 7-244　第 2 个疗程时的拔罐治疗

9．小儿疳积　小儿疳积属儿科疾病。常见病因：婴幼儿时期脏腑娇嫩，机体的生理功能尚未成熟完善，疳积是由于喂养不当，或其他疾病的影响，致使脾胃功能受损，气液耗伤而逐渐形成的一种慢性病症。临床表现：以形体消瘦，饮食异常，面黄发枯，精神萎靡或烦躁不安为特征。本病发病无明显季节性，5岁以下小儿多见，经筋疗法诊疗过程中，也诊治过10～15岁的患儿。疳证古时被列为儿科四大要症之一。现代社会随着人们生活水平的不断改善和医疗保健事业的发展，疳积症的发病率明显下降，特别是重症患儿明显减少。

　　壮医经筋疗法治疗小儿疳积症，依据患儿的年龄、症状、体征，手势手法主要以足太阳经筋、足少阳经筋、足阳明经筋循行线路为主，以腰背部、腹部筋结为重点进行查灶消灶，调节天、人、地三气平衡，以通畅"三道两路"为目的，使人体机体处于动态之下的平衡；经筋针刺法治疗量及时间要适度，不可盲目过度，治疗安全有效即可，分时、分疗程进行治疗（图7-245～图7-247）。

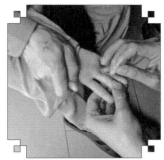 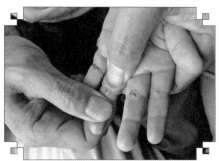 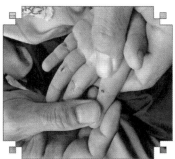

图 7-245　行经筋手势手法后用三棱针针刺（左右手）四缝　　图 7-246　针刺后由指根掌部向四缝处挤按　　图 7-247　针刺后由指尖向四缝处挤按

后　记

　　本书的编写过程中，对我来说是一个重新学习的过程，也是一个深入理解父亲学术思想和经验的过程，更是一个进一步领略壮医经筋疗法、壮族医药文化博大精深的过程。

　　我的父亲黄敬伟作为老一辈壮医药专家，他对我人生的选择和事业的追求有着极其重要的影响。30年弹指一挥间，当年放弃再次参加高考的机会，我选择跟随父亲学习经筋疗法，就这样，1987年我进入了经筋之门。

　　1986年，正在读高二的我，会常常随父亲工作的救护车，上山下乡到南宁地区各个民族的村寨给老乡们治病，后来我才知道，时任广西民族医药研究所副秘书长的父亲，是带着寻医问药的民族医药普查工作任务而上山下乡的。在没有把经济利益放在首位的当年，人们那种质朴，现在回想起来仍然让我莫名的感动。为了一株壮药，老乡们能够无怨无悔地带着你翻山越岭去寻找，而且不厌其烦地讲解此药的用途。尚未高中毕业的我，就这样直接运用已经学到的经筋疗法去实践，体验到了疗法的独特和神奇。

　　民族医药普查工作结束后，我的父亲黄敬伟在宁明县中医院与广西民族医药研究所联合举办了几期经筋疗法学习班，获得了广大学员的高度认同。1988～1992年的几年时间里，我一直伴随父亲工作，并协助父亲总结病例，撰写论文。1990年在《中西医结合杂志》上发表了《综合理筋法治疗肋端综合征》的论文，而《慢性疲劳综合征的经筋疗法》被《健康报》进行了报道。1992年《神经衰弱的经筋疗法》发表于《医学研究通讯》上，并获得该年"医圣杯"优秀论文奖。父亲孜孜不倦地耕耘，锲而不舍地追求，使经筋疗法逐渐展露出了它的风采。

1992年，我的父亲黄敬伟在宁明县中医院退休，带有"狼兵"精神的壮族血脉再一次从他的行动中体现出来。60岁的黄敬伟教授欣然接受广东省茂名市人民医院的邀请，来到该院中医科，成立了经筋科，同时也与广西壮医医院、广西民族医药研究所在茂名市人民医院联合举办经筋疗法学习班。1年后，我的父亲黄敬伟创建了广东省茂名市奇难杂症医院，并成立了经筋疗法研究所。在这几年里，黄敬伟教授对于经筋疗法的科学研究达到了高峰，他提出了"经筋是经脉的载体，经脉着床于经筋"这一理论，并提出了经筋辨证论治，根据经筋疗法把人体物质组织结构作为施治目标靶向，运用壮医传统的医技医术为工具，在辨病治疗的原则下进行辨证施治，并于1996年7月在中国中医药出版社出版了专著——《经筋疗法》。

成绩是努力和付出的结果，对医学技术追求不止的父亲黄敬伟，放弃了创造出更多经济财富的奇难杂症医院，于1996年他65岁的时候选择了"北漂"。作为儿子，作为经筋疗法的一员，我随父亲去了北京，重新开创经筋疗法又一个新的里程碑。1995年黄敬伟教授在北京修改书稿时，与中国中医研究院（现中国中医科学院）针灸研究所有过接洽，所以就到了世界针灸学会联合会进行授课推广经筋疗法，并在北京民族医院（北京藏医院）进行临床工作。经历了北京民族医院的历史变迁。从1996～2006年在北京期间，我真正感受到老一辈导师的风范。他们不计个人名利，品格高尚，学风严谨，理论深厚，技术精湛，在他们的忧患意识里，总是风雨中心肠热，薪火相传岁岁忙。他们要把自己的余热更积极地奉献到传统民族医药事业中。

老一辈壮族医学家们是生在创业与拓荒的历史时期，而继承与创新才是我们的使命。2009年我放弃了移居海外的决定，回到父亲的身边，协助父亲完成国家科技支撑计划课题《民族医药发展关键技术示范研究》项目的子课题《黄敬伟教授壮医药医技医术的抢救性传承研究》，并成为经筋疗法传承人。课题尚未结题，父亲却已仙去，我真正感到了传承经筋疗法任重道远。课题结题时，壮医经筋疗法得到了极高的评价——经筋疗法在研究经络联属成分方面有突出贡献，开创了我国经筋辨证论治新方法。

感恩惜福！本书是在第2版基础上，结合总结新经验撰写而得，力求全面真实地反映经筋疗法的技术。编写过程进行了多次修改，书中不妥之处，诚望专家及读者提出宝贵意见和建议，以便进一步完善。

感恩我的父亲黄敬伟！

黄 艺

2018年12月2日于南宁